Strategie

Genauer Plan des eigenen Vorgehens, der dazu dient, ein militärisches, politisches, psychologisches, wirtschaftliches o. ä. Ziel zu erreichen, und in dem man diejenigen Faktoren, die in die eigene Aktion hineinspielen könnten, von vornherein einzukalkulieren versucht.

Survivaltraining

Substantiv, Neutrum – Überlebenstraining

Training, systematische Ausbildung zur Erlernung von Fähigkeiten und Fertigkeiten, um in Notsituationen zu überleben

Duden

Nur zur Erinnerung

Nichtraucher

Substantiv, maskulin - 1. jemand, der nicht raucht

Duden

Inhaltsverzeichnis

S. 04 Über dich, über mich und das Buch

S. 22 1. Gegner: Nikotin- Verstehen und besiegen

S.31 Umgang mit negativen Gefühlen
Emotionen und Entzugserscheinungen beherrschen

S. 40 2. Gegner : Der innere Raucher
Verstehen, besiegen und
für immer Nichtraucher bleiben

S. 63 13 Strategien die dein Leben retten
Vorbereitung und Maßnahmen für den dauerhaften Ausstieg

S. 87 Nikotinkaugummis und E-Zigaretten schaden

S. 93 Mit diesen Kräutern geht's wirklich leicht

S. 99 Schlank bleiben, fit und vital werden

S. 114 Impressum/ Rechtsausschluss

**Kein Problem wird gelöst,
wenn wir träge darauf warten,
dass Gott sich darum
kümmert.**

Martin Luther King

Über dich, über mich und das Buch

Fassen wir mal 90 % all der Ratgeber, Krankenkassenbroschüren usw. zusammen. Aber diesmal so, wie ein Raucher sie liest:

Blablablaaabla Krebs, Blablaablaaa Hautalterung blablaa, *weiß ich selber*, blablubb Kosten… blabla, *Helmut Schmidt wurde über 90*, blablubb. Soziale Ausgrenzung: Blubb, *Quatsch…* Gesundheit, Ausdauer blablabla *egal,* blalalalala....

Das waren 45 Ratgeber in 1,5 Sekunden. Glückwunsch, du hast gerade 350 € gespart. Von der Zeit, die du benötigt hättest die vermeintlich tollen Tipps zu lesen, ganz zu schweigen. Hängen dir auch schon die Tipps „Du musst nur wollen“ und „Nimm einen Kaugummi oder ein Bonbon“ zu den Ohren raus? Liegen etliche gescheiterte Versuche hinter dir? Außerdem bist du enttäuscht von den vielen Ratgebern, deren Titel: „Rauchen aufhören in 8 Minuten“ oder so ähnlich lauten?
Du hast vollkommen Recht. Denn sie sind für einen wirklich Süchtigen eine schallende Ohrfeige. Tipps und der berühmte „Klick“ im Kopf, der wie ein Wunder sofort die Sucht wegnimmt sind und bleiben hohles und wirkungsloses Blablaaablaaa…

Seien wir ehrlich. Du willst schnellen Erfolg und ich habe keine Lust lange um den heißen Brei rumzureden. Deswegen habe ich das Buch kurz und knapp geschrieben. Ich gebe keine Tipps oder Ratschläge, sondern konkrete Aufgaben, die du befolgst, wenn es dir ernst ist. Das ist ein Arbeitsbuch und kein Märchenbuch vom bequemen Ausstieg ohne was zu tun und schon gar nicht vom ominösen: „Klick im Kopf“.

Der Nikotinentzug ist für viele kein Kindergeburtstag, der mit ein bisschen gutem Willen zu beherrschen ist. Eher ein Ritt durch die Hölle.

Du wirst mit diesem Buch optimal vorbereitet, wirst wissen was dich die nächsten Wochen erwartet und wie du deine Gegner schwächst. Du wirst Fachwissen und die besten psychologischen Tricks gezielt als Waffen gegen deine Sucht einsetzen; lernst wie Schmacht, Gefühle und Emotionen entstehen und wie du mit ihnen umgehst oder sie, innerhalb von Sekunden eliminierst. Du wirst über dich hinauswachsen und ganz nebenbei lang gehegte Träume verwirklichen.
Vor allem werde ich deinen größten und härtesten Gegner enttarnen. Von dessen Existenz du keine Ahnung hast, der aber der Grund ist, weshalb so viele Raucher scheitern.
Als Freund und Begleiter, der deinen Weg vor dir etliche Male gegangen ist, werde ich deine Fragen nach und nach und zu gegebener Zeit beantworten:
Welche Hilfsmittel brauche ich? Welche Fähigkeiten muss ich mir aneignen? Was muss ich noch bedenken? Wie bereite ich mich auf den Tag X vor? Du wirst pflanzliche Unterstützer kennenlernen, die deinen Schmacht eliminieren und deine Laune aufbessern.
Außerdem erfährst du, warum du niemals zu Nikotinkaugummis und E-Zigaretten greifen solltest und wie du dein Gewicht hältst.

Übrigens, wenn dein Arzt dir irgendwann die Mitteilung macht, dass du Lungenkrebs hast, dann hast du nicht vorrübergehend ein wenig Lungenkrebs.
Lungenkrebs ist ein Todesurteil – endgültig.

Ich dir immer wieder in den Hintern treten, damit du nicht nachlässig und unvorsichtig wirst. Wenn du befolgst, was in diesem Buch steht, wirst du sehr schnell Erfolge sehen und dich schon sehr bald fragen, warum du es nicht schon früher in der Hand hattest. In dem Moment, in dem du aufhörst über das Rauchen nachzudenken und es auch nicht mehr tust, hast du plötzlich richtig viel Zeit, dir über dich, deine Wünsche und deine Ziele Klarheit zu verschaffen. Zeit, endlich mal dir selbst bewusst zu werden.
Wenn du Hilfe brauchst, etwas nicht verstehst oder einfach noch einmal nachhaken möchtest, dann melde dich jederzeit auf meiner Facebookseite: Nichtraucher Survival Strategie
Ich werde zeitnah zu antworten.

Ich werde immer wieder einen Teil in Dir kräftig angehen. Dabei verwende ich harte, teilweise herausfordernde Worte. Dies tue ich nicht um dich zu verletzen. Wenn ich dich angreife, so greife ich den Teil in dir an, der von deiner Sucht ‚beherrscht' ist' und dich immer wieder zur Aufgabe und Rückzug verleiten möchte. Das du jetzt und hier deine Sucht bekämpfen möchtest, davor ziehe ich tief meinen Hut. Denn es erfordert sehr viel Mut, diesen Schritt zu gehen. Vergesse es bitte nie.

1. Aufgabe

Erinnerst du dich noch an die „Ich wünsche mir was und das Universum gibt mir alles, was ich will“-Welle, die Anfang des Jahrtausends zu uns schwappte? Leider wurden die wenigsten vom Krebs geheilt und gleichzeitig Millionär. Zu groß waren die Versprechen, zu klein das Verständnis für die Kernaussage:

Wenn du etwas erreichen willst, musst du es vorher in deinem Inneren verwirklicht haben. Du musst das fertige Bild deines erreichten Zieles in dir geschaffen haben, damit es deine Wirklichkeit wird.

Genau das ist der Schlüssel („The key“, wie du dich evtl. erinnerst). Wie kannst du Nichtraucher sein, wenn du doch noch im Inneren so viel Raucher bist und daran festhältst? Solange du glaubst, ohne Zigarette fehlt Lebensqualität, Entspannung, Freude, Sicherheit usw., wirst du nur sehr schwer Nichtraucher werden, bleiben, sein können.
Deine erste Aufgabe ist es nun, dich einfach mal ein paar Minuten zurückzulehnen und die Aussage sacken zu lassen und dir, dich als Nichtraucher vorzustellen.

Dein Erfolg hängt auch von den Worten ab die du benutzt. Du versuchst nicht Nichtraucher zu werden, sondern du wirst jetzt Nichtraucher

Ich war nach der ersten Zigarette süchtig und rauchte über 20 Jahre bis zu 50 Zigaretten am Tag. Ich konnte nicht ohne Nikotin leben und war Raucher durch und durch. Wenn der Nikotinspiegel nachts um drei Uhr sank, musste ich „nachlegen“ um weiterschlafen zu können. Jeden Abend schämte ich mich für meine Schwäche und nahm mir vor, der nächste Tag wird der erste Tag der Freiheit sein. Obwohl ich merkte, dass Zigaretten vielleicht doch ein wenig, sagen wir mal, „gesundheitsabträglich“ sind, hatte ich spätestens nach dem Aufstehen schon die erste Fluppe im Mund.
Es gibt wohl kaum einen schrecklicheren Tod, als wochenlang Tag und Nacht schweißgebadet aufrecht im Bett zu sitzend nach und nach zu ersticken. Der Puls rast von den Medikamenten und der Anstrengung und an Schlaf ist nicht zu denken. Völlig erschöpftes Zusammenbrechen gibt ein wenig Erholung. Dabei rede ich nicht einmal von Lungenkrebs, sondern von dem Endstadium der COPD. Das ist nur ein Beispiel für die vielen Todeskämpfe, die ich als Pfleger auf einer Lungenfachstation miterlebt habe. Es waren übrigens fast ausnahmslos Raucher.
Auf der Kieferchirurgie, auf der ich später arbeitete, werden Rauchern Knochenteile aus der Hüfte herausgeschnitten und als Ersatz für ihre krebszerfressenen Kieferknochen eingesetzt, oder Darmschleimhaut zu Mundschleimhaut umfunktioniert. Ausgemergelte Menschen im besten Lebensalter zwischen 45 und 65, vegetieren mit entwürdigenden Silberkanülen im Rachen auf dem Gang und in ihren Betten. Die eine Hand klammert sich am fahrbaren Tropfständer, das andere Bein nimmt Tuchfühlung mit dem Grab auf. So wanken sie zombiegleich auf dem Krankenflur ihrem Ende entgegen- und zur Raucherecke. (Nein, es ist kein Witz, ich habe es mit eigenen Augen gesehen: Zigaretten steckten in der Kanüle im Hals. Übrigens auch hier waren 90 % der Patienten Raucher.

Ich habe jede Methode ausprobiert derer ich habhaft werden konnte und scheiterte hunderte Male. Bis ich begriff, dass man Aufhören nicht unvorbereitet angehen kann. Nikotin ist zwar eine mächtige Droge, aber nicht der einzige Grund der Abhängigkeit. Es spielen viele Faktoren bei der Zigarettenabhängigkeit eine Rolle, die alle gleichzeitig bekämpft und beachtet werden müssen. Das ist der Grund, warum es nicht ohne Schlachtplan und langfristige Strategie funktioniert. Ich setzte mich hin und überdachte alles was ich wusste. Was hat funktioniert? Wenn auch nur für ein paar Tage. Was war völliger Quatsch? Ich entwickelte diesen Schlachtplan, der jetzt vor dir liegt und zog ihn gnadenlos nach der Devise ‚alles oder nichts' durch.

Beim Verbrennen einer Zigarette entstehen mehr als 4.800 chemische Stoffe, von denen über 90 erwiesenermaßen krebserregend sind oder im Verdacht stehen, Krebs zu erregen.

Schreib diesen Satz ab und lege den Zettel in deine Brieftasche, oder hänge ihn an den Badezimmerspiegel. Lese ihn auch gerne noch einmal in Ruhe öfter durch. Bis du wirklich begreifst und fühlst, was dort steht

Das sind doch alles Lügen der berühmtberüchtigten Antitabak- und Gesundheitsapostelmafia, die mit ihrem ewigen Nörgeln wahrscheinlich Milliarden verdienen. Na und so schlimm wird es auch nicht werden, schließlich sind Raucherbein und Raucherlunge was für Loser und andere Leute. Wo sind sie denn? Die Kranken? Von denen es doch so viele geben soll? Du siehst keinen – nirgendwo.

Dafür sieht man überall Grüppchen fröhlich schwatzender Raucher. Über Zusammenhalt, Gemütlichkeit über das

eine Laster man ja haben muss, HAHA. Als wären sie etwas Elitäres- eine auserwählte Gruppe. Hör' mal genau hin! Das sind Durchhalteparolen von Todeskommandos.
Wo sind also die angeblichen Kranken? Kleiner Tipp: Besuche eine Gefäßchirurgie. Dort liegen öfters mal die fröhlichen Raucher, denen gerade lustig ein Bein abgeschnitten wurde, weil Teer, Nikotin und andere Gifte die Venen einfach, mir nichts/dir nichts, verstopft oder zerfressen haben. Oder mache einen Ausflug auf eine Lungenfachstation. Dort kannst du dich mit den Rauchern in fröhlich lockerer Runde über den Nutzen und die Auswirkungen einer Chemotherapie unterhalten. Besonders erheiternd kann das Gespräch werden, wenn so ein Genussmensch (niemand raucht aus Sucht, sondern nur aus Genuss) ein kleinzelliges Lungenkarzinom* hat.

* *Lungenkarzinom*: *böser, böser Krebs, der auch mal ganz gerne streut.*

Erzähle aber nicht zu viele Witze. Das Lachen bleibt ihm nicht nur im Halse stecken, es fällt ihm auch ziemlich schwer, da er meistens schon mit dem Atmen an sich, völlig überfordert ist. Du brauchst auch keine Pralinen mitbringen. Die kotzt er wegen der Nebenwirkung der Chemotherapie eh wieder aus. Naja… und eine Haarbürste wäre wohl auch ein ziemlich schräges Mitbringsel. Eine Broschüre über einen Friedwald würde schon mehr Sinn machen. Weil man doch immer so gerne an der frischen Luft geraucht hat...
Ach, alles Schwachsinn! Hier wird wieder nur maßlos übertrieben, um Angst zu machen. Du hast das eh alles schon mal gehört und weißt Bescheid. Und bevor hier nix Neues erzählt wird, hörst du ganz bestimmt nicht auf zu rauchen. Gut, lege das Buch weg. Verdränge einfach die Folgen des Tabakonsums weiter, zünde die nächste Kippe an und lasse es gut sein. Mir ist das egal. Das Buch hast du eh schon gekauft und ich habe mein Geld in der Tasche.

Viel Glück noch. Du wirst es brauchen.

Wie jetzt? Kein Geld zurück? Der Titel lautet doch: Garantiert nikotinfrei in 10 Tagen, oder Geld zurück. JA schon. Aber natürlich nur, wenn du mitarbeitest!
Äääh waas? Wie jetzt? Mitarbeiten? Moi? Nur lesen reicht nicht? Nee, oder??? Das ist doch eine bodenlose Frechheit. Du dachtest du liest hier brav einen Schinken durch und schwupps, bist du frei von Sucht. Blabla..heul bitte leiser! Du langweilst mich. Natürlich musst du was tun. Und das nicht zu knapp. Schließlich beschwerst du dich ja auch nicht darüber, wie blöde das Billy-Regal so in Einzelteilen auf dem Boden verteilt aussieht, weil du zu faul warst es aufzubauen.

Es reicht einfach nicht, die Bauanleitung zu lesen. Man muss auch die beigelegten Werkzeuge benutzen.

Oh, wurde das nicht gesagt? Oh, Entschuldigung. Na gut, dann gleich noch eine unbequeme Wahrheit.

Dieses Buch zu lesen nützt überhaupt nichts!!

Das hier ist keine Ansammlung von „Man könnte und sollte-Tipps" und guten Ratschlägen und, nein, auch keine Bäckerblume. Lese dieses Buch nicht einfach in drei Stunden „runter", sondern befolge die Anweisungen, als würde dein Leben davon abhängen. - Das tut es übrigens auch.

Es interessiert niemanden warum du aufhörst, oder ob du leidest. Ob du viel oder wenig Freude daran hast ist egal. Es zählt nur <u>Eins:</u> Du wirst schon bald ein rauchfreies Leben führen!

Also verschwende deine Energie nicht mit lamentieren.

Machen ist wie drüber reden- nur krasser!

Hier ist ein wenig Platz, an dem du ein letztes Mal deinen Unmut niederschreiben kannst. Danach schweige einfach.

Wenn Du fertig bist mit deinem Selbstmitleid darüber, dass du was tun musst, können wir dann bitte weitermachen? Gut , dann kommen wir gleich mal zu dem berühmten KLICK IM KOPF…

Du wolltest ein Alibibuch, bei dem du sagen kannst:“ Ich hab‘s ja gewusst, Bücher helfen nicht“? Oder suchst du ein Buch in dem Abrakadabrazauberwörter stehen; und alte schamanische Weisheiten dich zum Nichtraucher machen? Es muss Klick machen, dann hörst du auf?
…Echt jetzt?
Klar gibt es das. Da kann ich helfen.
Aufpassen, es geht los!!!
Lehne dich zurück, schlage die roten Schuhe wie Judy Garland im Zauberer von Oz zusammen und wiederhole drei Mal:
„Ich will wieder nach Hause.“ Ach nee, das müssen wir ja ein wenig umändern. Also:
„Ich will wieder Nichtraucher werden. Ich will wieder Nichtraucher werden, ich will …“

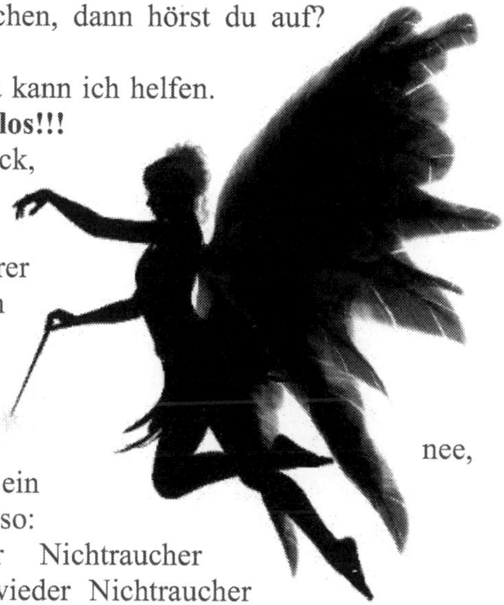

Tief durchatmen. Uuuuhuund….**KLICK!!!**

Glückwunsch, du bist ab sofort Nichtraucher!

….

– Wie bitte? Das hat nicht funktioniert? Na komisch. Also noch mal langsam und zum Mitschreiben:

Du-wirst-nie,-nicht-und-nieeeemals Nichtraucher,-wenn-du-nicht-bereit bist,-dafür-selbst-etwas-zu-tun.

Du musst alles aus diesem Buch anwenden. Es sind die Kettenglieder der Kette, an der du dich in deine persönliche Freiheit ziehst. Jedes Kettenglied ist wichtig, und kann nur so stabil sein, wie du es bewusst und mit aller Hingabe „bearbeitest." Lässt du etwas aus, oder machst es nur halbherzig, reißt die Kette und du stürzt zurück in deine Sucht. Ich weiß, ich verlange viel Mitarbeit von dir; und das tut mir auch leid. Aber es geht nicht anders.

Übung (mach sie jetzt und wiederhole sie immer wieder)
Setze oder lege dich bequem hin. Stelle dir vor du rauchst eine Zigarette.(oder rauche wirklich eine). Spüre, wie pures Gift heiß und brennend in die Lungen, Adern und alle Organe fließt. In dir sträubt sich alles gegen diese Zigarette. Jeder Zug ist absolut widerlich, ekelhaft und abartig. Du würgst bei jedem Inhalieren.
Selbst wenn es anfänglich nicht so gut funktioniert. Arbeite immer wieder an diesem Gefühl. Du kannst die Zigarette auch als widerlichen Regenwurm sehen oder als sonst etwas Abartiges. Die Hauptsache ist, das Gefühl für Zigaretten wird immer negativer besetzt. Mache diese Übung so oft es geht. Falls du noch rauchst, bei jeder Zigarette. Am besten steigere dich schon bevor du sie anzündest gedanklich rein. Dann ist schon der erste Zug grausam. Sage dir, sie ist ebenso ekelhaft wie unnütz und krankheitserregend.
Wenn die Zigarette fertig geraucht ist, frage dich, was sie dir letztendlich gebracht hat und beantworte dir die Frage mit: „Nichts." Sie ist wert- und nutzlos und war es immer schon. Arbeite an dem Gefühl, das Zigaretten dir nichts (mehr) bedeuten.

Unterschätze weder deine Gegner,

… die Wirkung dieses Buches,

...noch deine eigene Kraft.

Sage jetzt

ICH BIN NICHTRAUCHER UND WERDE ES IMMER SEIN!

Und? Hast du es gemacht oder einfach weitergelesen? Wie war das noch mit dem Mitarbeiten? Ja, natürlich weiß ich, dass sich diese Übung lächerlich anhört. *„Als ob ich wegen so einem Quatsch hier Nichtraucher werde“.* Erzähle mir nichts. Ich kenne diese Widerstände auch von mir. Mache es einfach, ok? Das erspart uns viel Zeit mit Diskussionen und wir können weiterarbeiten.

Tabakrauch stellt mit Nikotin in Verbindung mit anderen Stoffen eine der am schnellsten süchtig machenden Substanzen dar...

Laut einem im Jahr 2007 von D. Nutt veröffentlichten Papier liegt das Abhängigkeitspotenzial von Tabakrauch zwischen Alkohol und Kokain.

Jetzt verstehst du, warum es eben doch nicht so einfach ist, mal eben mit dem Rauchen aufzuhören. Das sind keine Geschichten über die Schädlichkeit des Rauchens, sondern Studienergebnisse und Fakten, die dein innerer Raucher nicht leugnen kann. Also nochmal:

Dein Gegner ist mächtiger und stärker als Alkohol und Kokain.

Los geht’s….

Die zehn Grundsätze:

Stell dich dem Kampf!
Führe andere in den Kampf!
Handle umsichtig!
Halte dich an die Tatsachen!
Sei auf das Schlimmste vorbereitet!
Handle rasch und unkompliziert!
Brich die Brücken hinter dir ab!
Sei innovativ!
Sei kooperativ!
Lass dir nicht in die Karten sehen!

Sunzi
(um 500 v. Chr.) chinesischer General und Militärstratege

Ausgesetzt in der Wildnis …
umgeben von wilden Nichtrauchern

Bevor man losläuft sollte man wissen wie der Weg beschaffen ist, welche Gefahren lauern und wo das Ziel ist. Das Ziel ist ein nikotinfreies Leben. Aber… Äh…na nu… wie geht Leben ohne Zigaretten?
Zugegeben, die ersten Tage sind wirklich sehr anstrengend.

Wenn der Weg in die Freiheit ein wenig holprig wird, straucheln die meisten schon nach wenigen Stunden. Dann nuckeln sie wieder an einer Zigarette wie die kleinen Kinder an ihrem Daumen. Zu einfach und verlockend ist es, sich wieder in den blauen Dunst zurückzuziehen und schnell eine fadenscheinige Ausrede zur Hand zu haben, warum man es auch diesmal nicht geschafft hat.
Aber schon nach einer Woche befindet sich in deinem Körper keine süchtig machende Konzentration an Nikotin mehr. Damit ist der körperliche Entzug abgeschlossen und die zweite Phase beginnt. Sie dauert drei Monate und findet mehr im Hintergrund und „leiser" statt. Das hört sich lange an. Aber du wirst merken, dass es von Tag zu Tag leichter wird und es sogar Spaß macht, sich neu zu entdecken.
Nein, es wird kein Spaziergang. Aber wenn du die kommenden Wochen deine Gedanken unter Kontrolle hältst, wird alles eventuelle Leiden von Tag zu Tag weniger, und sich bald völlig auflösen.
Es ist ein herrliches Gefühl, wenn dein Unterdrücker besiegt ist und am Boden liegt. Dann bist du endlich Nichtraucher.
Wie dein Leben als Nichtraucher aussehen wird, wirst du selbst entscheiden und gezielt aufbauen. Doch dazu später mehr.

Habe Respekt vor deinem Gegner. Zeige Mut und Entschlossenheit statt Angst und Zaudern. Sei nie nachlässig .
Nehme keine bequemen Abkürzungen, weil du meinst es besser zu wissen.
Hättest du es besser gewusst, hättest du jetzt nicht dieses Buch in der Hand.
Setze alle verfügbaren Mittel gleichzeitig ein!
Nutze deine innere Stärke, Mut und Willenskraft.
Heute kannst du Leben retten.
DEIN Leben retten!

Du wirst diesen Weg allein gehen müssen

Niemand kann das für dich tun. Erschwerend hinzu kommt: du bist es nicht gewohnt ohne Krücke der Zigarette durch eine harte Zeit zu gehen.
Hier kommen ein paar Lieblingsausreden: Stress? Oh… erst einmal eine rauchen. Schlechte Laune? Schnell eine Kippe her – sofort! Es geht nicht voran? Na gut, rauchen wir eine und dann sehen wir weiter. Schmerz? Fluppe. Aus der Puste sein? Abgeschlafft sein? Zack eine Zigarette in den Mund. „Ja, haha (hust), ich bin halt ein Raucher“.
Erkennst du dich irgendwo wieder? Ausreden, Vorwände, Beschwichtigungen. Zu jeder Zeit und in jeder Situation hast du diese Stimme im Kopf, die dir sagt, dass jetzt eine Zigarette **DIE** Lösung ist.

Halte kurz inne und denke über diese Aussage nach.

Die Vorstellung, sich ohne den Halt einer Schachtel Zigaretten Gefahren oder einer Unwegsamkeit auszusetzen ist kaum ertragbar. Das hätte der Camel Mann doch auch nie gemacht. Aber diesen Weg wirst du meistern!

Bravo!

Wichtig ist, dass du unablässig an dir arbeitest. Versuche schon während des Lesens mit dem Rauchen aufzuhören, oder es zumindest zu reduzieren. Je früher du beginnst, desto besser und einfacher wird es dir gelingen. Aber du kannst auch erst mal alles durchlesen, dich auf den Entzug vorbereiten und dann starten.

Hör mal wer da spricht
Wer spricht zu dir und überredet dich ständig, die nächste Zigarette zu rauchen? Ich hoffe doch sehr du hast noch einen Gedanken, bevor du eine rauchst. Oder bist du schon so weit, dass du dir völlig unbewusst, aus Reflex, einen dieser Todesengel in den Mund steckst? Werde dir über dein Rauchverhalten, deinen Gedanken und Gefühlen die du über das Rauchen hast bewusst. Schreibe es auf, damit diese Einsichten nicht vergisst. Was denkst du, bevor du eine Rauchst. Wie denkst du übers Rauchen?

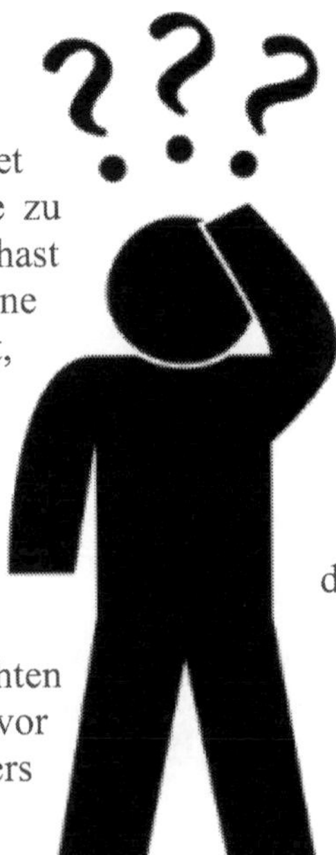

Hand auf's Herz, denkst du gerade, dabei kann man ja gemütlich eine rauchen? Stimmt. Auch dabei hilft angeblich die Zigarette: Nachdenken. Achte besonders auf Ausreden, Vorwände und Beschwichtigungen.

…lasse dir Zeit….hier ist Platz für deine Notizen

Fertig?
Wirklich? Oder liest du einfach weiter, weil du ungeduldig oder neugierig bist, was noch kommt?- Glaub mir, ich kenne das von mir nur zu gut. Egal welchen Grund du jetzt vorgibst, du betrügst dich selbst, weichst deiner Verantwortung aus und schmälerst so die Chance auf Erfolg. Noch einmal: wer redet dir dauernd ein, du solltest jetzt eine rauchen? Gehe in dich hinein und frage dich ernsthaft, wer dich immer wieder antreibt ‚Eine zu rauchen'.

Der erste Gegner: Nikotin

Nikotin ist die Droge mit dem höchsten Abhängigkeitspotenzial

Das ist doch völlig übertrieben denkst du? Was ist mit Heroin und Kokain? Les‘ mal weiter. Es wird wirklich erschreckend und interessant zugleich.

> Institut für Klinische Psychologie und Psychotherapie der Technischen Universität Dresden und des Münchner Max-Planck-Instituts für Psychiatrie über das Abhängigkeitspotenzial von Nikotin und anderen Drogen unter realen Bedingungen beim Menschen: Wortwörtlich brachte Prof. Mühlig das Fazit der wissenschaftlichen Studie mit der folgenden Aussage auf den Punkt:
>
> **Das Abhängigkeitspotenzial des Nikotins ist sogar noch abhängig machender als Heroin und andere harte Drogen**.

Vielleicht verstehst du jetzt, warum es keinen leichten Weg aus der Sucht geben kann und beinahe militärische Disziplin und strategische Vorgehensweise unabdingbar sind. Sobald du aufhörst zu rauchen, nervt jeder und alles. Warum eigentlich? Weil du auf Entzug bist!
Nikotin ist der nette Fremde, der dir die rettende Hand hinhält, wenn du in einem Strudel unterzugehen drohst. Nur dumm, dass du vergessen hast, dass es genau dieser Fremde war, der dich vorher dort hineingeworfen hat. Und nun bedankst du dich auch noch brav bei deinem „ Retter in der Not“. Beim allerersten Zug an einer Zigarette werden gesunde Nerven labil und reizbar gemacht, die

dann nur durch Nikotin wieder beruhigt werden können. Raucher sind gegenüber Nichtrauchern auch anfälliger für Stress und Depressionen, wie eine Studie der Universität Bergen (Norwegen) belegt*

Die Nerven der Raucher sind wie ein Ertrinkender. Mit Nikotin ist alles gut. Aber ohne ist es, wie im Strudel untergehen und sterben . Dieser Todeskampf und Panik drückt sich dann oft in Aggressivität aus. Man ist launisch und unbeherrscht. Dabei ist Aggressivität eine natürliche Reaktion auf Gefahr, da sie Kräfte für einen eventuell anstehenden Kampf mobilisiert. Sei es nun gegen den berühmten steinzeitlichen Tiger mit seinem ollen Säbelzahn, oder gegen den armen Kerl der gerade dumm im Weg steht und nun Gefahr läuft, deinen Wutausbruch ertragen zu müssen.

Wut, weil die Kippen ausgegangen sind und du schon seit 20 Minuten. Zwaaaanziiiig eeeewig laaange Minuuuten auf Entzug bist. Jetzt reicht ein einziger Blick von diesem armen Tropf und du explodierst.

Du bist danach zwar erleichtert, aber das Problem des Entzuges bleibt bestehen. Und so kann sich der nächste arme Schlumpf schon mal warm anziehen. Es sei denn er hat Zigaretten -dann ist er dein Freund fürs Leben.

Davon abgesehen; hättest du nie angefangen diesen Dreck zu rauchen, hätte dieser arme Kerl einen ruhigen Tag gehabt. Und zwar ohne deine verbalen „was er denn da so blöde rumzustehen habe“ Ergüsse ertragen zu müssen.

*Tjora, T., Hetland, J., Aarø, L. E., Wold, B., Wiium, N. & Øverland, S. (2014). The association between smoking and depression from adolescence to adulthood. Addiction, 109, 1022-1030.

Hättest du nie angefangen zu rauchen, hättest du Nichtrauchernerven und wärst nicht so nervös und reizbar

Alle 24 Stunden, in denen du keinen ekelhaften Glimmstängel als Krücke für ihr Raucherselbst benötigst, halbiert sich der Nikotingehalt in deinem Körper.
Alle 24 Stunden halbiert sich somit auch die körperliche Abhängigkeit von der Droge Nikotin.
Alle 24 Stunden nervt diese verdammte Nichtraucherwelt nur noch halb so viel.

Egal wie sehr sich dein sterbender Raucher auch dagegen wehrt, es lässt sich nicht leugnen: Du wirst Stunde für Stunde kräftiger, gesünder, selbstbewusster und selbstbestimmter.
Nach einer Woche kannst du zu Recht auf dich und deinen Erfolg Stolz sein. Spätestens jetzt ist Nikotin körperlich nicht mehr relevant. Hältst du nur eine Woche durch, ist der Gipfel zwar noch nicht erreicht, aber du hast es fortan viel leichter.
Wichtig für das weitere Vorgehen nach einer Woche ist das Wissen, dass es „nur" Gedanken sind, die Schmachtattacken auslösen. Der Körper verlangt nicht mehr nach Nikotin. Das Argument ich „brauche" jetzt Nikotin ist eine Lüge aus Gedanken, Erinnerungen und Programmen.

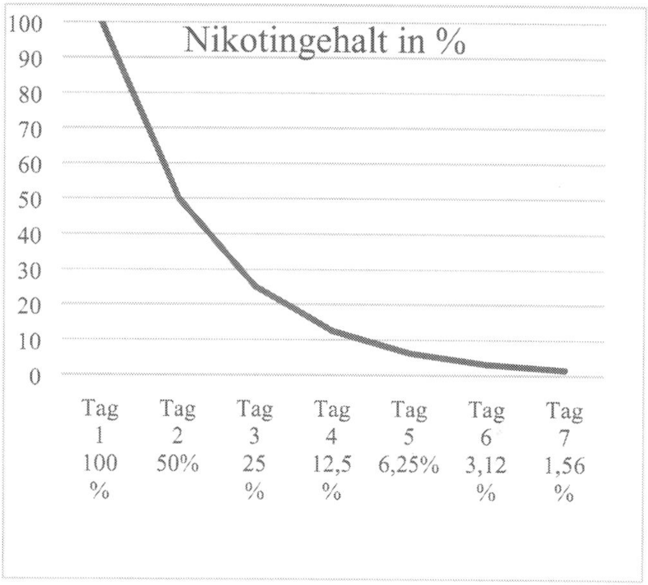

Genauso wie der Nikotingehalt in deinem Körper sinkt, sinkt deine körperliche Abhängigkeit von der Droge. Beide sind am siebten Tag nahezu bei Null. Alles andere ist Psyche und Einbildung. Doch dazu später mehr.

Habe Vertrauen in die eigene Stärke. Du hast sie!

Zugegeben, die erste Woche ist extrem hart. Du kämpfst gegen einen starken und äußerst aggressiven Gegner. Er weicht keinen Schritt zurück und wird dir bitter und erbarmungslos zusetzten. Oft, wenn nicht gar durchgehend, wirst am Boden liegend um Gnade oder wenigstens eine Feuerpause betteln. Für ihn gibt es nur einen Kampfstil: Mit brachialer Gewalt nach vorne stürmen und auf dich einprügeln. Aus dem Bewusstsein seiner Übermacht heraus braucht er keinen Rückzug. Ein brutaler, schier übergroßer Gegner, der ohne Gnade immer frontal mit allen Mitteln auf dich eindrischt, und nie zurückweicht, soll eine Schwäche haben? Ja, hat er. Der Gegner Nikotin ist in seiner Taktik und Methode berechenbar. Du weißt immer wo er ist, denn er ist dauerpräsent und durch seine Übergröße unübersehbar. Er kann und will sich nicht verstecken, oder aus dem Hinterhalt angreifen. Er ist gewaltig und stark wie ein Kriegsgott, ja. Aber auch dumm wie ein plumper Golem in seinem Kampfstil. Er kann nur frontal stehen und hat weder Deckung noch andere

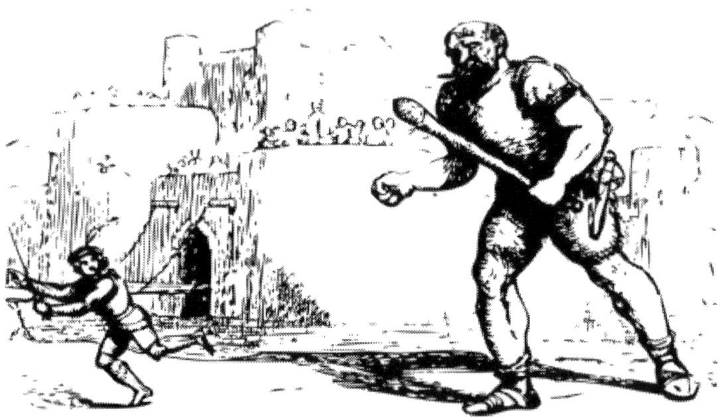

Schutzschilder. Er vertraut einzig auf seine Größe und Kraft.

Taktik:
-kämpfe nicht
- duck dich und harre aus.
Die Zeit ist auf deiner Seite

Jede Stunde, die du Nikotin widerstehst, schwächst du es.
Jede Stunde des Nichtrauchens ist ein kleiner Triumph.
Jede Stunde ein Sieg.
Jede Stunde ein Grund zu feiern.
Jede Stunde wirst du größer, selbstbewusster und stolzer und dein Gegner ein Zwerg.

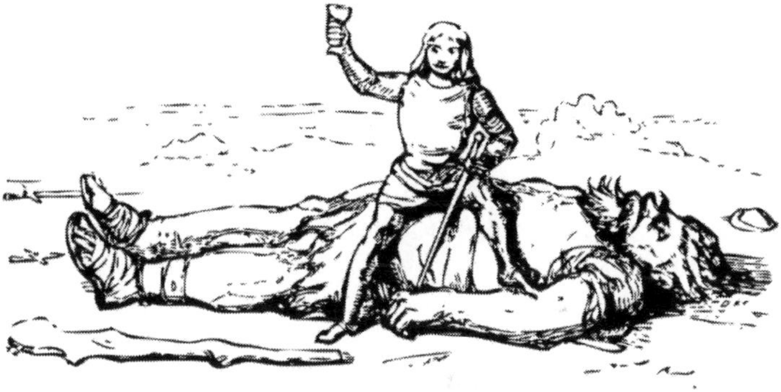

Spätestens nach 10 Tagen liegt der erste Gegner am Boden und du verlässt als Sieger mit erhobenem Haupt das Schlachtfeld Nach einer Woche ist Nikotin kaum noch wahrnehmbar.

Deine stärkste Waffe ist die Zeit.

Du hungerst den Gegner aus und spielst auf Zeit. Weich zurück, duck dich, versteck dich. Du musst Nikotin gar nicht besiegen. Sondern „nur“ eine Woche die Stellung halten. Warte ab, bis der „Sturm“ vorbei ist. Wenn du das schaffst, hast du die Schlacht gewonnen. Aber wie? Les weiter.

10 Punkte für ein NEIN

Schmachtattacken kommen oft heftig, halten aber nicht lange an. Deswegen reicht es oft aus, sie kurz zurückzudrängen und sie verschwinden vorerst wieder.
Diese Methode lernst du in Sekunden und kannst sie jederzeit und an jedem Ort anwenden. Sie ist außerdem sehr gut um sich seiner Gedanken, die normalerweise automatisch und völlig unbeachtet ‚ablaufen' wirklich mal bewusst zu werden und dabei zu beobachten, welche schädlichen Auswirkungen sie auf dein Leben haben.

NO !!!

Jedes Mal, wenn du Lust auf eine Zigarette verspürst, sagst du mit aller Kraft und Autorität: **NEIN!** Für dieses **NEIN!** gibst du dir 10 Punkte und kannst stolz auf dich sein, dass du es deinem Raucher aber mal so richtig gezeigt hast.
Mehr nicht. Wenn du direkt danach nicht anfängst mit dir zu diskutieren, also dieses **NEIN!** akzeptierst, darfst du diese Punkte behalten und bist frei. Sobald aus deinem Innersten auch nur das geringste „Aber" aufsteigt, gibt es Punktabzug. Bei jedem weiteren Diskutieren, wieder ein Punktabzug und noch einen und noch einen. Dein quengelnder Raucher wird jetzt sofort anfangen dich zu bearbeiten. Deswegen solltest du dein Gehirn und deine Gefühle sofort nach dem Stopp mit positiven Gedanken und Gefühlen ablenken. Vielleicht träumst du von einer Radtour mit dem neuen Bike, das du dir von dem gesparten Geld deiner Nikotinfreiheit geleistet hast. Oder du siehst dich bei einem guten Abendessen mit einer geliebten Person und feierst ein Jahr Rauchfreiheit. Male einen Strand vor deinem inneren Auge und den Sonnenuntergang gleich dazu.
Du kannst oder willst nicht in die Zukunft denken? In

Ordnung. Dann erinnere dich vielleicht lieber an einen schönen Tag oder Abend, den du einmal erleben durftest. Oder labe dich an Erinnerungen an einem vergangenen Urlaub. Sehe noch einmal das grandiose Bergpanorama deiner schönsten Gipfelwanderung.
Es geht darum, dass du sehr autoritär auftrittst und keine weitere Diskussion zulässt. Der innere Dialog über das Für und Wider, schwächt deine Position und stärkt den Gegner. Genau das gilt es aber zu verhindern. Wie bei dem kleinen Kind an der Kasse. Ein klares Nein signalisiert dem Kind, dass es sinnlos ist weiter zu betteln und dass es hier keine Diskussion gibt.
Oder konzentriere dich ganz bewusst, auf den Augenblick und was du gerade tust, siehst, hörst, riechst. Das hört sich erst einmal banal an. Es ist aber tatsächlich so, dass die meisten Augenblicke eher an uns vorübergleiten. Wenn du das Hier und jetzt konzentriert erleben kannst, ist das eine unglaublich große Entspannung.
Wenn du deine Gedanken ans Rauchen einstellen konntest, bist du der Sieger. Natürlich hält es nicht ewig vor. Es kann sein, dass du in den ersten Tagen immer wieder von vorne anfängst. Na und? Es gilt auch hier die alte Regel die über allem steht:

Alle Mittel sind recht, solange sie vom Rauchen befreien! ...

(Und keine weitere Sucht hervorrufen)

Diese Übung hilft dir erstens deine Gedanken zu steuern, und zweitens zeigt sie dir auch sehr deutlich, was in deinem Geist passiert. Denn du erkennst, dass es in dir anscheinend jemanden gibt der nach Nikotin schreit, bettelt und jemanden der ihn beobachten und vor allem beherrschen/ steuern kann. Es stellt sich nun die Frage: Wer ist der Beobachter des Bettlers, und wer ist dieser Bettler? Mach Dir ein paar Gedanken da drüber und schreibe sie hier auf.

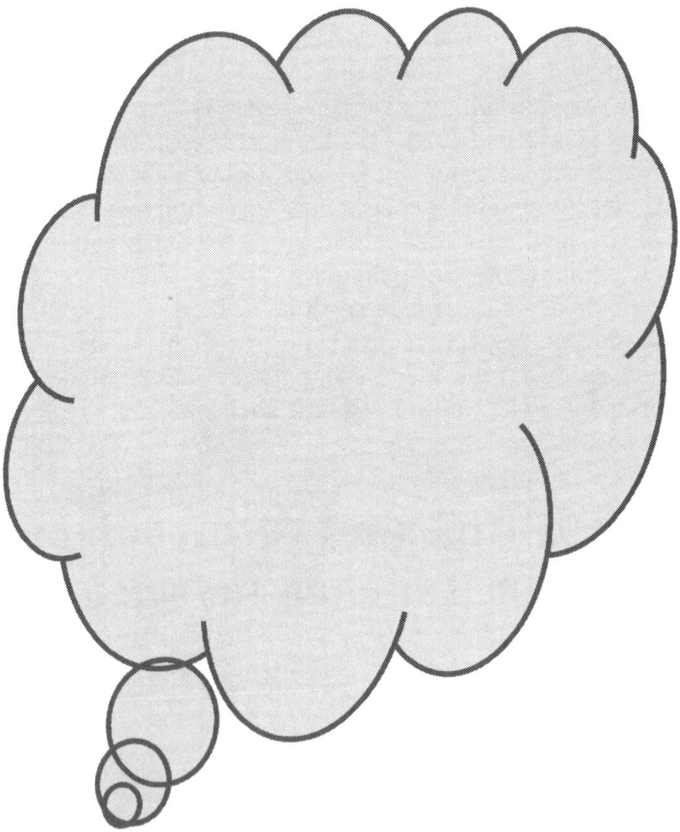

Umgang mit negativen Gefühlen
Ängste

Ohne Zigaretten kamen bei mir Angstgefühle hoch. Grundlos und aus heiterem Himmel. Wie sollte ich damit umgehen? Früher war die Lösung ganz einfach... Aber das geht ja nun nicht mehr. Hilfe fand ich in der Selbstreflexion.

Anstatt zu rauchen, nimm dir Zeit für dich und deine Angst. Lerne dich selbst kennen. Das kann sehr spannend sein.
Frage deinen Körper wortwörtlich:
Wo fühl ich die Angst am stärksten?
Wie fühlt sich diese Angst an?
Wie ist mein Atem? Ist er eher flach, oder schnell oder ruhig? Wo und wie fühlst du die Angst genau? Herz? Magen? Ist dir warm oder eher kalt? Nimm dir Zeit für dich selbst.

Beobachte die Angst als interessierter Zuschauer. Als wärst du überhaupt nicht beteiligt. Während du die Angst beobachtest, wirst du wahrscheinlich merken, wie sie weniger stark wird, oder sogar ganz verschwindet. Du kannst auch deine Kontraktionen und Anspannungen bewusst lösen, indem du ihnen erlaubst zu gehen.

Übrigens möchte ich dem Duden widersprechen. Ich finde, ein Nichtraucher ist nicht jemand, der nicht raucht. Das machen selbst Raucher ab und an.. Ein Nichtraucher ist jemand, der nicht ans rauchen denkt und Schmacht nicht kennt.

Entzugserscheinungen

Ohne die betäubende Wirkung einer Zigarette werden in dir ungeahnte Gefühle aufsteigen. Nicht nur ungeahnt, leider zumeist auch echt unangenehm.
Ab und zu drohte ich in einer Flut aus Wut, Angst, Nervosität, Ungeduld und vielem mehr plötzlich unterzugehen. Alles rief in mir nach der betäubenden Wirkung einer Zigarette. Vielleicht kennst du das auch:
„Nur ein einziger Zug", bettelt und fleht. Es in dir. Danach kann man ja mit dem Nichtrauchen weitermachen. Der eine Zug schadet doch nicht. Es ist sehr, sehr einfach jetzt zu sagen: „Höre nicht auf ihn. Lenke dich ab, das geht vorbei" oder so etwas in der Art. Wer noch keinen ordentlichen Nikotinentzug erlebt hat weiß, welche Qualen er verursacht.
Und wie relativ Zeit doch sein kann. Man steht einer schieren Übermacht hilflos und ausgeliefert gegenüber und hat das Gefühl innerlich zerrissen zu werden. Da werden Sekunden zu Stunden.
Die Erlösung ist zumindest in einer Ortschaft, meist keine 50 Meter weit entfernt. Sei es eine Tankstelle, ein Zigarettenautomat oder der nette Raucher gleich da hinten, der einem Leidensgenossen natürlich gerne aushilft. Da er ja selber weiß wie schrecklich es ist, wenn das Nervengift nicht zur Stelle ist. Wenn du aber jetzt eine rauchst, musst du natürlich wieder von vorne anfangen, da dein Nikotinspiegel wieder aufgefüllt ist.
Erschwerend kommt noch dazu, dass du dem Betteln des inneren Rauchers nachgegeben hast. Er hat gewonnen. Und habe mal da keine Sorge, das hat er sich gemerkt. Er weiß nun genau, welchen Ton er beim nächsten Mal anschlagen muss.

Gefühle und Emotionen sind zwar in dir. Aber du bist nicht deine Gefühle. Du hast Gefühle. Das kannst du sehr leicht überprüfen. So wie du deine Gedanken beobachten kannst, so kannst du auch deine Gefühle beobachten. Probiere es einfach mal ruhig sofort aus. Höre jetzt auf zu lesen und fühle ein, zwei Minuten in dich hinein.

...

Was hast du gefühlt? Vor allen Dingen, was war Gefühl und wer war Beobachter? Wichtig ist, dass du begreifst, dass du dich nicht mit deinen Gefühlen identifizieren musst. Natürlich ist es sehr schön sich mit guten Gefühlen, wie Freude und Lust, zu identifizieren, wenn auch genauso unkorrekt wie bei den schmerzlichen Gefühlen.
Wenn du nun also zitternd vor Aufregung nach einer Zigarette gierst, ist es wichtig zu wissen, dass der Schmacht, den du jetzt hast, nicht du bist. Du hast Schmacht. Aber Du kannst ihn beobachten. Es ist „nur" ein Gefühl in dir, das vorbeigeht. Es kann dir nichts antun, wenn du ihm keine Macht mit deinen Gedanken gibst.
Wenn du nun auch noch den Schmacht in kleine Einzelteile zerlegst verliert er seinen Schrecken. Hier ist Angst im Magen, Übelkeit ist dort. Ach ich fühle ein wenig Unruhe hinter dem Brustbein, usw. Damit nimmst du dem Entzug seine Gewaltigkeit. Was vermeintlich riesig wirkte, waren nur einzelne Steinchen, die sich aufgetürmt haben. Wer das zum ersten Mal hört, hält es vielleicht für starken Tobak. Wenn du es aber erst einmal verstanden hast, ist es viel leichter die nächste Übung zu vollziehen.

Übung: Achtsamkeit auf den Schmacht

Spüre den Schmacht, wenn er in dir aufkommt. Analysiere ihn aus dem überlegenen Abstand des Beobachters. Sei einfach nur mal neugierig. Wie fühlt er sich genau an? Aus welchen Komponenten besteht er? Wut? Ungeduld, Angst? Einsamkeit, Leere, Nervosität? Wo im Körper befinden sich diese Komponenten? Lokalisiere jedes einzelne Gefühl im Körper. Während du beobachtest ist es von äußerster Wichtigkeit, dass du fühlst und benennst, ohne die Wahrnehmungen zu dramatisieren.
„Oh Gott, wie schrecklich, das ist ja grausam, ich halte es nicht aus" oder ähnliches, solltest du genauso vermeiden, wie du es vermeidest, einen Benzinkanister in ein brennendes Auto zu schleudern und dabei zu schreien, wie schlimm die Karre doch gerade ausbrennt.
Du wirst erkennen, dass es den übergroßen Feuersturm gar nicht gibt, sondern „nur" viele kleine Brandherde, die mal angeschaut werden wollten. Wenn du ihnen nach und nach die nötige Aufmerksamkeit gegeben hast, verschwinden sie von alleine und erlöschen.

Hier ist noch ein wenig Platz auf der Seite für ein kleines Gedankenspiel. Wie viele Menschen, glaubst du, denken auf ihrem Sterbebett.

„Ach hätte ich doch mehr im Leben geraucht?" ……

Emotionen

Emotion benennt ein Gefühl, eine Gemütsbewegung und seelische Erregung. Das deutsche Wort ist dem gleichbedeutenden französischen *émotion* entlehnt, das zu *émouvoir* (dt. bewegen, erregen) gehört. Dieses Wort entstammt dem lateinischen emovere (dt. herausbewegen, empor wühlen), …

https://de.wikipedia.org/wiki/Emotionen

Um Emotionen zu beschreiben und zu analysieren wurden schon Bibliotheken niedergeschrieben.
Neurowissenschaftler, Psychologen, Biologen, Philosophen und noch viele andere versuchen, diesen Begriff zu fassen.
Aber was nutzt es, wenn man weiß was es ist und wo es herkommt? Wichtig ist doch nur, dass Angst, Wut und Unruhe einfach keinen Spaß machen und du die so schnell wie möglich loswerden willst?

Im Vergleich zu Stimmungen sind Emotionen zeitlich relativ kurz und intensiv. Während Stimmungen vielfach unbemerkt auf Bedürfnisse beruhen, sind es bei Emotionen die jeweiligen Auslöser.

Emotionen, wie beispielsweise Wut oder Trauer, beziehen sich auf Personen und Ereignisse. Für Stimmungen braucht es keinen direkten Bezug. Wie im Falle einer Melancholie.

Spring noch einmal zurück zum Anfang des Kapitels. Emotion entstammt dem lateinischen *emovere* (dt. *herausbewegen, empor wühlen)*.

Bildlich gesehen ist etwas tief in dir drin, dass sich herauswühlen möchte. Die Emotion kommt aus der Tiefe deines Selbst und will nicht nur wahrgenommen, sondern auch ernst genommen werden. Sie will gefühlt werden!

Wenn du diesen Drang verweigerst und auf Dauer die Emotion unterdrückst und beiseiteschiebst, so hat das nur das Resultat, dass du sie in dir einschließt. Vielleicht schaffst du es, eine so große Mauer um dein Gefühl zu bauen, bis du es nicht mehr fühlst und siehst. Trotzdem ist es immer noch in dir drin. Und weil es wahrgenommen werden will, wird es stärker und lauter. Irgendwann kannst du nur noch deinen Körper zwingen, negative Emotionen zu speichern bzw. einzulagern. Daher rühren dann so schöne Dinge wie Rückenschmerzen, Migräne oder Magengeschwüre etc. Ein sehr unangenehmer Nebeneffekt ist auch, je mehr du negative Emotionen unterdrückst, umso weniger kannst du freudige genießen.
Stelle dich deinen Emotionen, solange diese noch leise: „Hallo, da bin ich" sagen. Vielleicht wird das kein Kaffeekränzchen am Sonntagnachmittag. Na und? Ist aber immer noch besser, wie chronische Schmerzen zu haben.

Kein übler Drang des menschlichen Herzens ist so mächtig, als dass dieser nicht durch Disziplin gebändigt werden kann.
Seneca

Schaue hin, beobachte deine Emotionen. Höre ihnen zu, ohne sie anzufeuern. Sage zum Beispiel nicht zu dir selbst: „Stimmt genau. Ich habe das Recht eine sch…Wut auf dieses oder jenes zu haben." Das macht alles nur noch schlimmer. Es wäre wie Öl ins Feuer kippen. Bleibe ruhig und höre einfach zu, als würdest du einem Kleinkind zuhören, wenn es über seine Welt schimpft. Beurteile nicht. Verurteile nicht. Sei einfach nur da, beobachte und fühle.

Gebe deinen Emotionen, wie z. B. Wut, Angst oder Unruhe, die Aufmerksamkeit, die sie verlangen. Du wirst sehen, dadurch verschwinden sie recht schnell.

Für den kleinen Ärger zwischendurch

Was machst du, wenn es mal schnell gehen muss? Wenn du gerade keine Lust oder Zeit hast dich jetzt dem Thema zu widmen? Es soll alles einfach nur verschwinden. Es gibt einige Tricks, damit du schnell wieder einen klaren Kopf bekommst. Natürlich unterdrückst du damit deine Gefühle. Aber, wie gesagt, die laufen dir nicht davon. Es gibt eben nur manchmal keine Zeit dafür.

Die Sekundenentspannung

Du musst unbedingt pünktlich bei einem Termin erscheinen, aber der Bus kommt mal wieder nicht? Der Briefträger bringt nur Rechnungen? Die Ampel wird und wird nicht grün? All das belastet das Nervenkostüm. Und wenn jetzt nicht sofort eine Zigarette daherkommt, platzt du.

Und zwar hier und jetzt!

Wahrlich, es sollte sich jeder, wirklich jeeeder, in Sicherheit bringen. Denn es wird furchtbar laut, fies für alle, und sehr böse, nein sowas von bööööse enden, wenn du platzt.

Da nützen auch keine noch so schönen Meditationen oder Achtsamkeitsübungen. Du bist jetzt, JETZT!, sauer, aber sowasvonwie! sauer. Wenn jetzt noch irgendwer, irgendwie, irgendwoher doof kommt und irgendeinen dämlichen Kommentar abgibt, wird er es bitter bereuen. Falls ihm oder ihr dazu überhaupt noch Zeit bleibt. Jetzt muss schnell Abhilfe her.

Fingeryoga

Ein sehr gutes Mittel, wieder in ruhigere Bahnen zu gleiten, sind Mudras. Also Fingeryoga. Du kannst es überall und unauffällig praktizieren und wirst merken, dass Mudras tatsächlich funktionieren.
Lege die Kuppen deiner Zeigefinger und die Kuppen deiner kleinen Finger zu je zwei Paaren aneinander und übe mittleren Druck aus. Also Zeigefinger zu Zeigefinger und kleiner Finger zu kleinem Finger. Mittel- und Ringfinger sind eingeklappt, berühren sich jedoch nicht. Die Daumen sind locker abgespreizt.
Spüre, wie dein oberflächlicher Stressatem sich sehr schnell in den Bauch verlagert und tief und gleichmäßig wird. Sofort verschwindet der Stress ein wenig.
Während du den wohltuenden Atem genießt frage dich, ob es sinnvoll ist sich aufzuregen. Also ob dein Aufregen die Pfeife die gerade auf deiner Nase rumtanzt, dazu bewegen könnte, damit aufzuhören.
Wie bitte? Ein paar Finger zusammenlegen soll helfen? So ein Quatsch. Probiere es doch einfach mal.

Stressbewältigung nach Christiaan Barnard

Eine sehr wirkungsvolle Methode um schnell Stress zu bewältigen, wird dem bekannten Herzchirurgen Christiaan Barnard zugeschrieben. 1967 leitete Christiaan Barnard ein 31-köpfiges Transplantationsteam, dem erstmals eine Herztransplantation am Menschen gelang.
Na, der muss ja wissen, wie man mit Stress umgeht.
Wenn du merkst, dass sich negative oder Stress verursachende Gedanken in dir ausbreiten, sage ein klares und deutliches

HALT!

Atme nun langsam ein und langsam wieder aus. Beim Ausatmen lass die Schultern fallen und entspanne deine Hände. Atme nun noch einmal tief ein und achte beim Ausatmen darauf, dass dein Kiefer entspannt ist und deine Zähne locker aufeinander liegen und nicht aneinanderpressen.

Atme noch einige tiefe und bewusste Atemzüge.

Der zweite Gegner

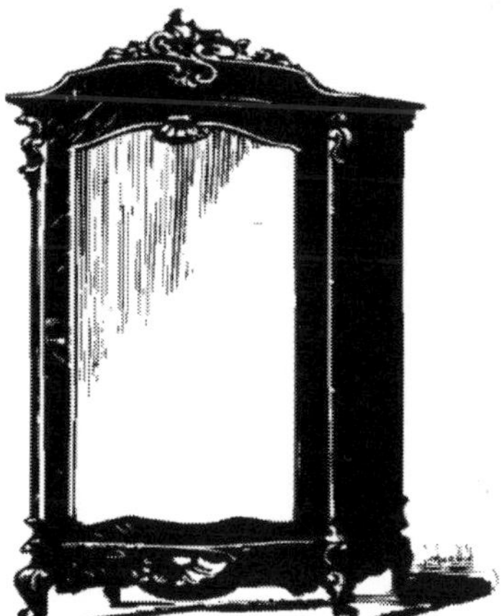

Wenn du deinen Feind kennst und dich selbst kennst, brauchst du das Ergebnis von 100 Schlachten nicht zu fürchten.

Sunzi

Ist Nikotin besiegt, kommt ein Gegner zum Vorschein, der aus einem ganz anderem Holz geschnitzt ist. Feiner, hinterhältiger, gewitzter und zermürbender. Seine Waffen sind so vielfältig und ausgefeilt, wie du sie dir nicht mal in deinen abartigsten und niederträchtigsten Fantasien ausdenken kannst. Dieser Gegner ist der Grund, warum sich viele Ex-Raucher nach Monaten völlig unerwartet, urplötzlich und mirnix-dirnix mit einer Zigarette im Mund wiederfinden.
Dann ist das Gejammer groß und der Kopf voller Fragezeichen. Wie konnte das bloß passieren? Nikotin ist schon lange aus dem Körper verschwunden, dass es gar keine Entzugserscheinungen geben konnte. Ich war doch sooo gut und habe soo gekämpft. Wie konnte ich nur so doof sein? Und wie verdammt noch mal, kam diese Kippe in meinen Mund?
Das Suchtgedächtnis ist wie der Phantomschmerz bei amputierten Gliedmaßen. Obwohl der Körper nach einer Woche von Nikotin befreit und somit der Entzug abgeschlossen ist, geht der Kampf in eine zweite Phase über. Nun kämpfst du gegen einen unsichtbaren hochintelligenten und nicht greifbaren Feind weiter. Er bombardiert nicht so heftig und ist nicht so gewalttätig wie Nikotinentzug. Trotzdem ist er hochgefährlich, nervtötend und zermürbend. Dieser Gegner ist immer einen Schritt voraus.
Diesmal spielt er auf Zeit. Diesmal sitzt er dich aus und nicht umgekehrt. Um Nikotin zu besiegen musstest du nur eine Woche durchhalten. Der nächste Gegner aber, kann wochen- und monatelang im Hintergrund lauern. Er hat einen langen Atem. Er flüstert leise im Hintergrund, schmeichelt, macht Mut und redet ein, man hätte es geschafft und alles im Griff, um dann im entscheidenden Moment der Schwäche erbarmungslos wie ein Blitz zuzuschlagen.
Kennst du das irgendwo her? Da kommt ein winziger Gedanke im Hintergrund vorbeigeschwommen und

verschwindet, ehe man ihn bewusst wahrnimmt.
Dieser Gedanke: „so schlimm war es nicht“, oder „Jetzt eine Rauchen, das wär nett“. Man misst ihm keine Bedeutung zu und lächelt sogar über den „Witz“ den man sich da gemacht hat. Aber dennoch war er da und hat eine kleine Spur in deinem Kopf hinterlassen und dem Gegner eine winzige Tür offen gelassen…

Der Grund warum Exraucher scheitern ist: Unwissenheit, Sorglosigkeit, und die Überheblichkeit sich einzureden, sie hätten alles im Griff.

Nun müssten sie ja, nachdem sie es ein paar Wochen geschafft haben, nichts mehr tun und meinen, sie könnten sorglos durch das Leben ziehen.

Wenn du das, was hier steht, innerlich ablehnst, dann sei dir gewiss, dass genau in diesem Moment nicht du, sondern dein zweiter Gegner die Oberhand über deinen Geist und Bewusstsein hat

Diese Zeilen sind entscheidend für dauerhaften Erfolg oder Misserfolg. Das spürt dein innerer Gegner und macht genau in diesem Moment alles, damit er am Ende siegt und nicht du. Ich kann nicht genug vor diesem Gegner warnen.
Er ist das widerlichste Scheusal und abartigste Geschöpf, was du dir vorstellen kannst. Er kämpft mit den allermiesesten und hinterhältigsten Tricks. Er hat kein Problem damit, dir in den Rücken zu schießen, oder auf dich einzutreten wenn du am Boden liegst. Moral oder Fairplay kennt er nicht. Er ist ein Betrüger par exellence.

Niemand will so jemanden in seiner Nähe wissen. Er ist das Böse schlechthin. Nein, nenne ihn nicht lapidar den inneren Schweinehund. Der innere Schweinehund ist ein Schoßhündchen und kommt nur dann zum Einsatz, wenn du schwach werden könntest.. Dieser Gegner bekämpft dich aber 24 Stunden am Tag, 7 Tage die Woche, 12 Monate pro Jahr und zwar so geschickt, dass du es nicht einmal merkst. Der innere Schweinehund ist nur ein Werkzeug deines Gegners, welches er einsetzt, wenn er meint dich damit besiegen zu können. Also wer ist dieser abartige dreckige Gegner? Kleiner Tipp: schau mal in den Spiegel.
Die Kurzversion ist: Du bekämpfst dich selbst.
Natürlich ist dieser Gegner genauso gewitzt und genau so stark wie du. Denn er ist du, und du bist er. Oder wie heißt es so schön? Der Feind in mir. Dieses Paradox ist es, was den zweiten Teil des Nikotinentzugs so schwierig macht.

Nehmen wir einmal an, jemand würde dir die Eigenschaften mit denen du dich selbst identifizierst rauben. Ab jetzt bist du nicht mehr Mann oder Frau. Aber auch nicht das Gegenteil. Sondern weder Mann noch Frau. Du wärst nicht blond oder brünett. Nicht einmal kahlköpfig. Die Definition „Haare" gäbe es für dich nicht. Oder jemand würde dir die Definition „Mensch" stehlen. Du würdest doch alles tun,
um das zu verhindern, oder? Warum? Weil es ein Teil deiner Persönlichkeit ist. Es würde ein Teil deiner Identifikation fehlen.
Es macht einen Unterschied, ob du z. B. einmal die Woche ein wenig Fitness machst, um nicht ganz wie eine Kugel durch die Welt zu laufen, oder ob du als Triathlet für Hawaii trainierst. Ob du am Stammtisch über die Regierung Luft ablässt oder ob du als Politiker im Idealfall die Welt zu einer etwas Besseren machen möchtest. Passionen oder Leidenschaften werden Teil der Persönlichkeit. Du identifizierst dich damit. Ein mehr oder

weniger großer Teil deines Selbst ist Raucher. Bestreitest du das, unterschätzt du deinen Gegner und machst ihm das Spiel leicht. Denke an die vielen Ritualzigaretten, die „Verbundenheit" mit anderen Rauchern und so weiter. Sie sind ein Teil deines Lebens.
Und somit, Teil von dir.

Es ist enorm wichtig für deinen Erfolg, dass du diesen Gedankengang verinnerlichst!

Kannst du dich diesen Gedanken öffnen, begreifst du auch, warum dein zweiter Gegner so schwierig zu besiegen ist. Du musst einen großen Teil mit dem du dich identifizierst vernichten. Du könntest genauso dagegen ankämpfen, Frau oder Mann zu sein, Sohn oder Tochter. Oder deine Nationalität, deine Religion aus dir verbannen wollen. Dein Raucher ist dir in den letzten Jahren wortwörtlich in Fleisch und Blut übergegangen. Er wird um sein Leben kämpfen und sich nicht einfach töten lassen.

Bei Geburt haben wir noch kein Ich-Bewusstsein (Ego). Dieses entwickelt sich Anfang des 3. Lebensjahres. Bis dahin spürt der Säugling zwar sich selbst und nimmt seine Umwelt wahr, jedoch ohne sein Ego von dieser zu trennen. „Es"ist einfach nur „Da" und „Eins". Alles beginnt mit dem kleinen Wort ICH. In dieses ‚Ich' packen wir immer mehr, um uns als individuelles Wesen zu definieren, abzugrenzen oder zu orientieren. Anfänglich unterscheiden wir zwischen Ich und ‚Etwas', was scheinbar nicht ‚Ich' ist. Später als Kind von den Eltern. Weiter definieren wir uns über Äußerlichkeiten: Augen- oder Haarfarbe etc., gefolgt von Wesensmerkmalen, Charaktereigenschaften, Vorlieben. Je mehr wir anhäufen, desto mehr können wir sagen: Das bin ich, weil dieses und jenes mich ausmacht, und anderes eben nicht.

Sei wachsam. Dein Raucher wird dir beinahe ständig mit Propaganda zusetzen.

Er ist die Stimme in dir, die ständig auf dich einredet und behauptet, eine Zigarette würde ja nun echt nicht schaden. Oder du brauchst jetzt unbedingt eine Zigarette gegen oder für etwas. Dein innerer Raucher flüstert dir zu, dass es doch so gemütlich ist, nach dem Essen, beim Kaffee oder mit guten Freunden bei einem Bier eine Zigarette zu rauchen.. Der Unterschied zum Nikotin ist einfach erklärt. Nikotin hat sich deine Körperzellen eingelagert. Nach einer Woche Abstinenz, hast du es „rausgewaschen" und bist entgiftet. Fertig.
Der Raucher hat sich aber in deinen Geist und deine Persönlichkeit eingelagert. Die kann man nicht einfach mal so in einer Woche ändern. Deswegen wird auch niemand in 5 Stunden Nichtraucher werden können.

Ein Grund warum wir fest davon überzeugt sind, wir wären nur ein „Ich", liegt wohl daran, dass wir im Spiegel nur eine Person sehen. Das bin ich und basta. Alles andere wäre ja schizophren.
Zu einem Kind bist du anders, als zu einem schwierigen Kunden. Nicht nur, dass du anders mit ihnen redest. Du fühlst dich auch währenddessen anders. Während du mit einem Kind wild herumtollen darfst und furchtbar albern bist, bist du bei einem Geschäftstermin konzentriert und ernst. Wenn jemand nur deine Handlung und deine Sprechweise in den jeweiligen Situationen aufnehmen würde, würde er von zwei völlig unterschiedlichen Personen ausgehen.
Jetzt sagst du, jaaha, da spiel ich doch nur eine Rolle. ...Wann spielst du? Beim Geschäftstermin oder beim Kind? Oder spielst du die Rolle, wenn du mit Mutter telefonierst. Spielst du die Rolle des Romantikers beim Abendessen mit dem Partner? Wann bist du genau der oder die, die du meinst zu sein? Wie lange hält das dann an? Wann bist du

wirklich ‚Ich'? Welche Situation ist dein ‚wahres' Ich?

Übung
Wer oder was macht dich aus? Was macht dich zu dem was du bist? Bist du Kaffeetrinker oder trinkst du nur gelegentlich eine Tasse Kaffee? Machst du deinen Job um Geld zu verdienen oder ist es Berufung?
Womit identifizierst du dich?
Kind deiner Eltern, Enkel deiner Großeltern. Vater oder Mutter. Deine Religion. Bist du Vegetarier? Tierfreund? oder freundlicher Kollege?
Schreibe ruhig mal alles in Stichworten auf. Wer bist du? Was macht dich zu dem, wer du bist? Es kommt eventuell eine ganze Liste zusammen. Streiche nun eins nach dem anderen weg. Bist du weniger ‚Ich', wenn du kein Kaffeetrinker, oder Fan einer bestimmten Mannschaft bist? Wer bist du dann? Wer, oder was bleibt übrig, wenn alles weggestrichen ist. Bist du dann noch da, oder nicht? Und wenn nicht du, wer dann?

Die Idee wir wären nur Eine(r) ist lediglich ein Gedankengebäude. Goethe ließ Dr. Faust schon laut von seinen zwei Seelen „ach in seiner Brust" klagen. In dir ist sowohl der nüchterne Geschäftsmann, wie auch das Kleinkind. Der liebende Romantiker, wie der ehrgeizige Sportler und noch viele andere. Das ist in Ordnung und darf sein.
Aber du bist auch Raucher! Und der darf jetzt nicht mehr sein. So wie der Geschäftspartner, der Romantiker oder das Kleinkind sich dagegen wehren würden, wenn du sie fortjagen wolltest, macht es der Raucher jetzt auch.
Wer sich mit dem Thema noch weiter auseinandersetzen möchte, dem kann ich nur „Wer bin ich, und wenn ja wie viele" von Richard David Precht ans Herz legen.

Der Nikotinentzug war hart erkämpft.

Werde jetzt nicht leichtsinnig.

Dein Raucher winselt, schreit, droht und schmeichelt. Er redet dir ein, so schlimm war der Nikotinentzug doch eigentlich gar nicht. Du kannst ja nur mal ‚Eine zum Spaß rauchen', oder auch ein Klassiker ‚ob's noch schmeckt' und dann wieder aufhören. Also ehrlich, sagt er, er würde dich dann bestimmt auch für immer in Ruhe lassen.

Er macht alles, was nur möglich oder unmöglich erscheint. Denn er kämpft ums nackte Überleben. Dann wiederum ist er lange Zeit still und lässt dich glauben, er wäre besiegt. Aber plötzlich prügelt der totgeglaubte Bösewicht aus dem Nichts heraus mit einer zusammengetrommelten Söldnertruppe erbarmungslos auf dich ein. Wenn du dann nicht vorbereitet bist und nicht in der Ruhephase an dir gearbeitet hast, wird er dich vernichten.
Das sind nur ein paar Beispiele, mit welchen Waffen dein Raucher gegen seinen Tod kämpfen wird. Dir wird bestimmt noch mehr einfallen. Wenn nicht dir, dann deinem Raucher. Sei dir da ganz sicher.

Der gefährlichste Augenblick kommt mit dem Sieg.

Napoleon Bonaparte

Was machen Nichtraucher den ganzen Tag?

Es sind die essentiellen Fragen, die den Menschen seit Äonen bewegen. Wo kommen wir her, wo gehen wir hin? Gibt es einen Gott neben mir? Warum gehen Frauen immer zusammen aufs Klo und was ist alles in ihren Handtaschen? All diese Fragen werden, weder Erich von Däniken noch Harald Lesch, jemals lüften können.
Und dann gibt es noch diese Fragen, die sich der Raucher stellt, wenn er erstmal aufgehört hat zu rauchen: Verdammt, was soll ich in meiner Zigarettenpause nur anstellen? Was denken, wenn nicht an die nächste Zigarette oder dass ich aufhören sollte?
Diese unheimliche Leere, dieses unendliche Vakuum im Kopf will und muss gefüllt werden. Aber womit? Mit essentiellen Fragen, die weder Erich noch Harald beantworten können? Wie z. B. „Wo kommen…“, ach das hatten wir ja schon.
Was soll man verdammt noch mal mit seiner neuen, aber da nicht mehr rauchend, sinnlosen Zeit anfangen?
Wenn du vom Raucher zum Nichtraucher wirst, entsteht eine Leere in dir. Denn diesen Nichtraucher gibt es noch nicht. Der muss erst von dir erschaffen werden. Deswegen ist es so enorm wichtig, dass du ihn bewusst und zielorientiert aufbaust, damit diese Leere erst gar nicht entsteht. Deine Aufgabe ist es jetzt, dir vorzustellen, wie dieser Nichtraucher aussehen soll. Du kannst auf der folgenden Seite ein paar Notizen dazu machen. Besser ist es jedoch, wenn du dir ein Heft in der Art eines Tagebuchs oder Arbeitsheftes anlegst und dir wirklich richtig viel Gedanken über dich und wie dein Leben aussehen soll, machst.

Das was du auf aufschreibst, wird ziemlich genau so passieren. Also gebe dir besser ein wenig Mühe. Wie wird mein Leben als Nichtraucher aussehen? Womit beschäftige ich mich und meinen Kopf? Gibt es neue Hobbies, Pläne, Ziele, Wünsche?

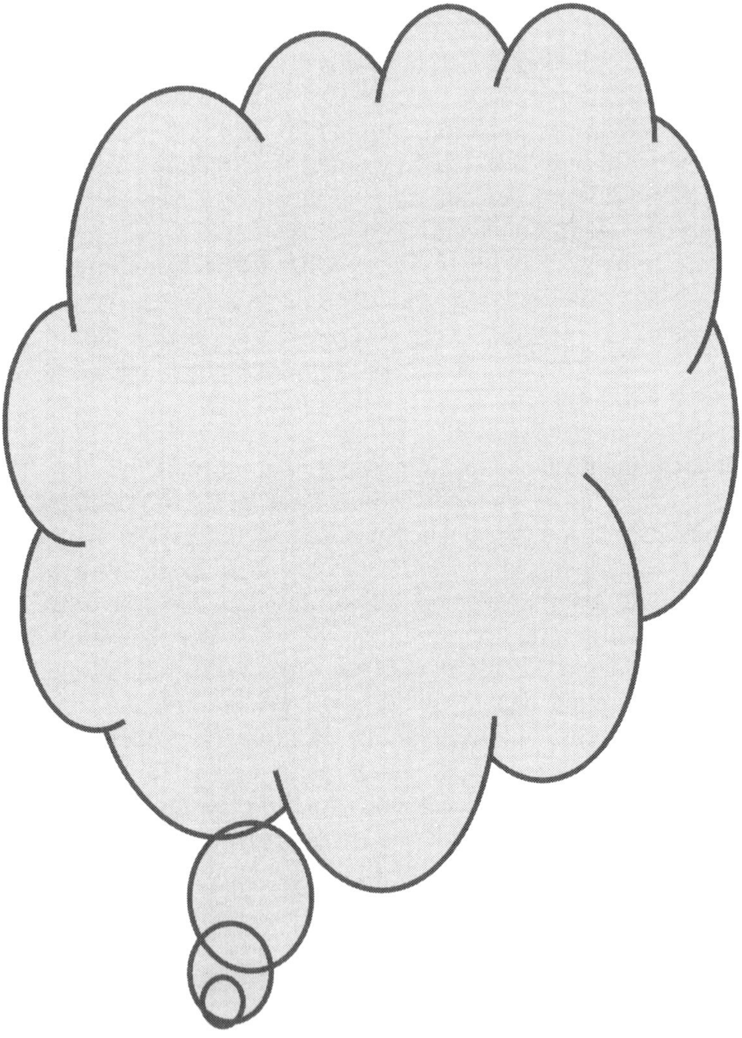

Gedankenspiel 2:

Schätze mal wie viele Menschen, die an Lungenkrebs oder Lungenemphysem jämmerlich zugrunde gehen, oder bei schönstem Sommerwetter am Chemotropf hängen und sich die Seele aus dem Leib ko….., wie viele, die auf einem Bein daher humpeln, sagen sich:
„Hätte ich doch niemals auch nur eine dieser verdammten Glimmstängel angefasst"?
Und wie viele, deren Zunge vom Krebs zerfressen ist, oder deren Kehlkopf entfernt wurde und sie deswegen dieses nette Blasrohr im Hals haben, denken es sich?
Denn die können ja gar nicht mehr reden……

Das Umprogrammieren von Gewohnheiten und Verhaltensweisen dauert ca. drei Monate. (Ich gehe im „Nichtraucher Survival Kalender" näher auf das Thema ein). Was sich am Anfang des Übens noch unwirklich anfühlt, wird mit der Zeit Bestandteil deines ‚Selbst'. Die alten Muster sind dann so weit weg wie ein Traum aus dem man erwacht ist. Im Fall des Rauchers aus einem Albtraum.
Erschrecke nicht, wenn du hörst, dass es drei Monate dauert, wenn du doch schon bei Stunde eins fast durchdrehst. Es wird von Tag zu Tag leichter und du erlebst dich immer selbstverständlicher als Nichtraucher.
Die Phasen, die mal Sekunden dauern, mal Stunden, in denen du zweifelst und scheinbar alles in dir nach einer Kippe schreit, sind nur das Gebrüll deines inneren sterbenden Rauchers. Ignoriere oder bekämpfe ihn mit den Waffen aus diesem Buch. Du kannst ihn auch auslachen

und ihm sagen, dass du ihn ertappt hast und er schreien kann, so viel er will. Denn du bist vorbereitet und er kann dir
so-was-von- überhaupt-gar-nichts.

Der Langsamste, der sein Ziel nicht aus den Augen verliert, geht immer noch geschwinder als der, der Ziellos umherirrt

Gotthold Ephraim Lessing

Übung

Gehe deine Ritualzigaretten durch.
Die Zigarette beim Aufstehen, beim Kaffeetrinken, beim Autofahren oder beim Telefonieren. Die Kippe zur Beruhigung oder in netter Gesellschaft. Die beim Bier oder Wein usw. Schreibe diese Zigaretten auf und überlege dir, was du als Nichtraucher in der Situation stattdessen tun wirst.
Nein, schreibe jetzt nicht: „…zitternd mit angezogenen Knien nach einer Zigarette wimmernd in der Ecke sitzen."

Male in dir ein großartiges Bild, wie du bewusst endlich wieder richtig schmecken und riechen kannst.

Die Zigarette zum…

Stattdessen werde ich…

Die Zigarette beim….

Stattdessen werde ich….

Tipp!

Wenn du es gewohnt bist bei deiner Tasse Kaffee eine Zigarette zu rauchen, trinke in der ersten Zeit einfach Tee. So kommst du erstens nicht in Versuchung und entdeckst dich zweitens ein wenig neu.

Drehe einen Kurzfilm: Du stehst mit Freunden zusammen, von denen einige rauchen. Du bist lachend und schwatzend mitten drin und freust dich, dass du die verdammten Sargnägel nicht mehr brauchst. Dabei bist du mindestens genauso glücklich und kannst die Pause und das Beisammensein ebenso genießen wie früher, als du noch meintest eine Zigarette in der Hand halten zu müssen

Verfahre so mit allen Ritualzigaretten. Damit füllst du Lücken und schwierige Momente, bevor sie entstehen.

...ich muss jetzt doch nicht etwa extra darauf hinweisen, dass du das jetzt machen sollst? □

Fang hier schon mal an, und mach dann in deinem Nichtrauchertagebuch weiter.

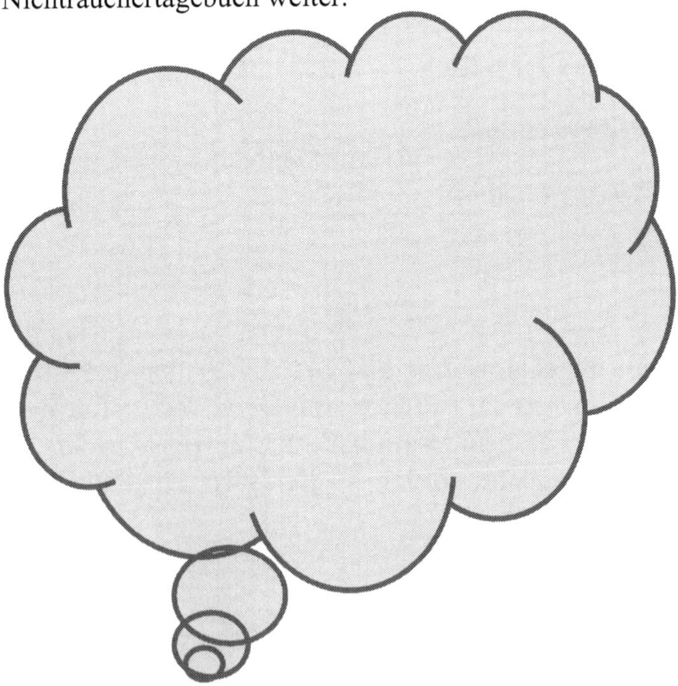

Glaube dem Raucher in dir kein Wort. Er lügt und betrügt. Sei dir immer bewusst: Der Raucher in dir bist nicht du! Er ist nicht Bestandteil deiner wirklichen Persönlichkeit. Er hat sich bei dir eingeschlichen und hat dir über Jahre hinweg erzählt, er wäre ein besonders toller Teil von dir. Du hast es ihm geglaubt und ihm Platz in dir, deinem Leben, Gedanken, Ritualen und Handlungen eingeräumt, weil du vom Nikotin benebelt und süchtig warst.
So wie du den Raucher in dir gezüchtet hast, hat er sich in dir eingenistet. Dieser Parasit lebt in und von dir. Lasse dir das nicht mehr gefallen. Der innere Raucher ist nur ein widerlicher kleiner Kobold. Eine Chimäre! Letztendlich doch nur bedeutungslos. Schon nach wenigen Tagen wirst du dich fragen, warum du früher Rauchen so toll und wichtig fandst. Wo es doch nüchtern betrachtet nur armselig und unsinnig ist. Aber das wirst du nur einsehen, wenn du dich umprogrammierst.
Hältst du weiter daran fest, dass Rauchen ja eigentlich toll war, wirst du dem Raucher immer eine bis tausend offene Türen und Schleichwege in deinem Bewusstsein offenlassen. Die er eines Tages nutzt, um wie ein schon totgeglaubtes Krebsgeschwür wieder auszubrechen.

Ja, das hier ist eine Gehirnwäsche. Wir gehen sogar mit einem Hochdruckreiniger durch deinen Kopf und befreien dein Hirn von dem ganzen Dreck, den er dir über Jahre hinweg erzählt hat.

Nachdem du dich vom Nikotin befreit hast, gibt nur ein Ziel:

Treibe den inneren Raucher aus deinem Geist

Übung
Sage dir immer wieder und mit Nachdruck, Begeisterung und all deiner Leidenschaft den folgenden Satz. Spüre die Kraft in dir und lege diese Kraft in deine Worte:

ICH
BIN NICHTRAUCHER.
ICH KAM AUF DIE WELT ALS NICHTRAUCHER.
DAS IST MEINE WAHRE PERSÖNLICHKEIT.

ZIGARETTEN SIND EKELHAFT!!!

Schreie diese Worte in dich hinein. Und wenn du alleine bist, auch gerne laut aus dir heraus. Jetzt!

Und nochmal: Du kannst jetzt dein Leben retten! Also worauf willst du noch warten?
Gut! Dann kann es ja losgehen. Springe mit allem Mut und aller Entschlossenheit in dein persönliches Abenteuer und in die Freiheit. Zugegeben, es kann ein harter und steiniger Weg werden. Aber dieser Weg lohnt sich. Halte durch und rette dein Leben.
Harter und steiniger Weg? Oha, so schlimm kann das doch mit dem Rauchen gar nicht sein, oder?

Doch!

Tag für Tag wirst du mit Vorsatz umgebracht.

Ich habe mich unheimlich aufgeregt als mir zum ersten Mal wirklich bewusst wurde, dass ich mit Vorsatz umgebracht werde. Man hätte die Droge Tabak schon vor Jahrzehnten verbieten müssen. So wie man es mit anderen Drogen auch tat. Warum hat man es nie gemacht?

Antwort: Geldgier

> 1963 - internes Dokument:
> **British American Tobacco**:
>
> Bei Nikotin handelt es sich um eine süchtig machende Droge, die unattraktive Nebenwirkungen, wie z. B. Lungenkrebs, Herz-Kreislauf-Störungen und Lungenemphyseme, die Ersticken bei lebendigem Leib bewirken.

Nochmal zurück. Von wem stammt diese Aussage?

British American Tobacco?

Wie kann man ruhig schlafen, wenn sein Produkt Millionen Menschen umgebracht hat und weiter umbringt? Was sind das für Menschen? Ich würde ja sagen, gewissenlose A……aber deren Anwälte sind wahrscheinlich besser wie meiner.

…und Loch sagt man ja nicht, auch nicht im Plural. Also nochmal ausdrücklich: Ich habe nichts gesagt. Aber denken darf ich doch noch, oder?

Doch damit ist es ja noch nicht genug. Bei Tierexperimenten wurden verschiedene Drogen auf ihr Abhängigkeitspotenzial getestet. Das Ergebnis ist sowohl eindeutig als auch besorgniserregend:

*Die Drogen Nikotin und Heroin liegen mit weitem Vorsprung vor allen anderen Drogen im Abhängigkeitspotenzial auf Platz 1 und 2. Bei der oralen Verabreichung lag Nikotin zwar leicht hinter Heroin, wobei die Forscher jedoch davon ausgehen, dass die Abhängigkeit beim Rauchen einer handelsüblichen Zigarette durch deren Ammoniak, Kumarin, Aceton und weiterer suchterzeugender Zusätze sogar noch größer sein könnte als die von Heroin.**

... *wie war das?* „... und weiterer suchterzeugender Zusätze sogar noch größer" als was? ... Heroin?

Du hast richtig gelesen. Es werden Zusätze beigemischt, um die eh schon stark süchtig machende Wirkung des Nikotins noch zu erhöhen. Damit

Nikotin stärker abhängig macht als Heroin!

Du wirst also mit Vorsatz für ein Produkt süchtig gemacht, das nachweißlich deine Gesundheit ruiniert und dich letztendlich töten kann. Das lässt du dir nicht nur gefallen, sondern bezahlst sogar noch dafür? Ich hoffe du bist geschockt und erschüttert, was dir jahrelang aus Profitgier angetan wurde. Du sagst mit Recht

Jetzt reicht es aber!

Ja, das glaubst du in deinem jugendlichem Leichtsinn. Der Tabakindustrie reicht das aber noch lange nicht. Diese A… (A…A…Ach….ich darf das böse Wort doch nicht sagen) legen jetzt erst richtig los.

*https://de.wikipedia.org/wiki/Tabakabh%C3%A4ngigkeit

Weitere Suchtstoffe

Es werden **mehr als 600 Zusatzsubstanzen** vermutet, die Zigaretten herstellende Firmen dem Tabak beimischen. Sie bewirken, dass Nikotin schneller in die Blutbahn und Gehirn gelangt, damit Zigaretten noch abhängiger machen.

Unter den mehreren tausend Inhaltsstoffen des Tabaks, die beim Rauchen frei werden, sind viele Erbsubstanz verändernde und krebserregende Substanzen. Fast 100 karzinogene oder als karzinogen vermutete Substanzen wurden bisher im Tabak analysiert, wovon einige ihre schädliche Wirkung erst nach der Verbrennung entwickeln.

Lese das Kapitel noch einmal in Ruhe und mit Genuss durch.

Du wirst mit System getötet!

Die folgende Seite zeigt nur eine kleine Auswahl an Zusatzstoffen, die die Zigarettenindustrie zusetzt um dich süchtig zu machen und ihren Profit zu steigern.

Ammoniak
ist ein farbloses, giftiges Gas, das jede Zellmembran durchdringen und dort Schäden verursachen kann. Ammoniak erzeugt den rauchigen Geschmack der Zigarette, beschleunigt die Aufnahme des Nikotins und erhöht somit dessen Suchtwirkung!

Acetaldehyd
entsteht in der Zigarette beim Verbrennen von Zucker. Letzterer wird ebenfalls dem Tabak beigemischt. Nikotin und Acetaldehyd in Kombination verdoppelt die Suchtwirkung der Zigarette!

Teer

verklebt die Flimmerhärchen der Lunge. Gemeinsam mit den anderen Giftstoffen in der Zigarette, kommt es auf diese Weise zu Atemwegserkrankungen, z. B. zur COPD (chronisch obstruktive Lungenkrankheit) bis hin zu Lungenkrebs. Besonders die COPD, die sich im Anfangsstadium mit dem typischen Raucherhusten äußert, ist eine immer häufiger werdende Krankheit.

Schafft man den Absprung nicht rechtzeitig, wartet am Ende ein langwieriger und qualvoller Tod. Einhergehend mit jahrelangen Angstzuständen infolge massiver Atemnot. Ob es nun Schwefelsäure oder radioaktive Substanzen wie Radon oder Polonium sind, oder Formaldehyd, welches man als Desinfektionsmittel benutzt,

Substanz	**Eigenschaft / Vorkommen**
Aceton, Toluol	in Lösungsmitteln
Ammoniak, Methanol, Benzol	in Reinigungsmitteln
Arsen, Blausäure	als Gift
Butan als Feuerzeuggas	
Blei, Cadmium, Nickel, Zink	in Batterien
Formaldehyd	als Desinfektionsmittel
Kohlenmonoxid	im Auspuffgas
Phenolein Schädlingsbekämpfungsmittel	
Radon, Polonium	radioaktive Substanzen

Der Tabakindustrie ist es völlig egal, was diese Zusätze mit deinem Körper anrichten. Solange du süchtig bleibst, machst du Millionäre zu Milliardären.

Nach meinem Verständnis ist das vorsätzlicher Mord, oder zumindest vorsätzliche Körperverletzung aus niederen Beweggründen. Das wäre es juristisch auch, würden diese Menschen dir die Zigarette in den Mund stecken und anzünden. Aber das haben die gar nicht nötig. Du machst es freiwillig. Die argumentieren: wir verkaufen nur das Produkt und was der Kunde damit letztendlich anstellt, geht uns nichts an. Man nimmt es billigend in Kauf, dass du jämmerlich zu Grunde gehst. Lasse dir das nicht mehr gefallen. Weigere dich getötet zu werden

Bist du nun bereit um dein Leben zu kämpfen?

Also: auf ins Abenteuer

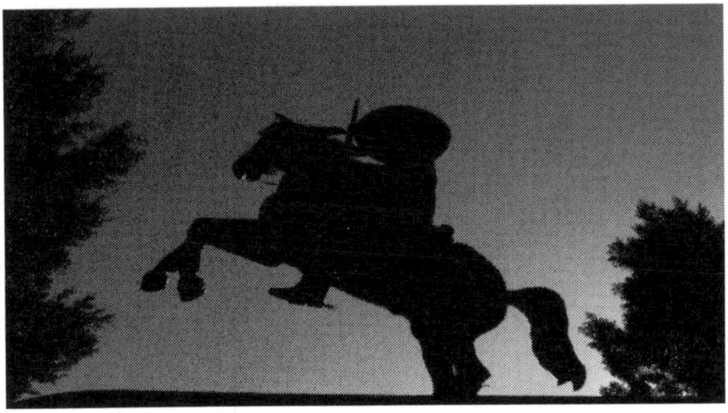

Jeeeehaaaa!

Halt!

Ruhiiiig, Brauner.

Niemand zieht unvorbereitet die Schlacht.
Es sei denn, er will verlieren. Nach vielen gescheiterten Versuchen wurde mir bewusst, dass ich mich vorbereiten muss, wenn ich die Sucht besiegen will. Wenn du einen Fluss durchschwimmen willst, musst du vorher schwimmen lernen. Wenn du mit dem Auto um die Welt fahren willst, musst du wissen, wo Kupplung und Gas sind und wie man tankt.
Ich überlegte mir, was mir früher alles geholfen hat und suchte noch nach weiteren Möglichkeiten und Hilfen. Dann bereite ich mich richtig vor, legte sorgsam die Waffen bereit und trainierte bis ich sie beherrschte. Erst dann zog ich gut gewappnet in den Kampf um mein Leben.

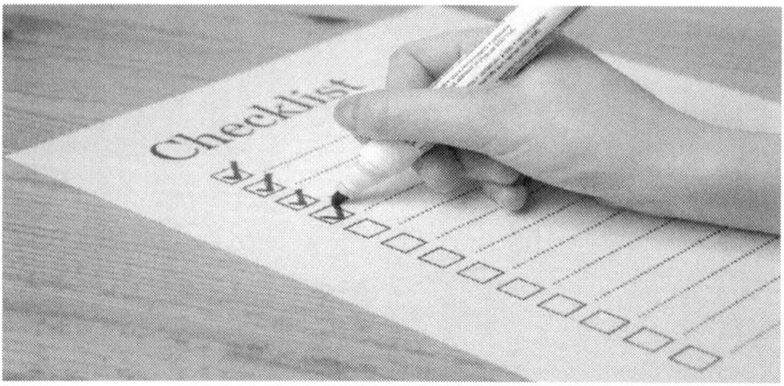

Die Nichtraucher Survival Strategie

Jetzt wird's ernst. Ich habe dich gegen deine Gegner aufgewiegelt, ihre Stärken und Schwächen analysiert und nun bist bereit. Alles bisherige im Buch konntest du in Ruhe durchlesen und fröhlich, aber distanziert abnicken. Nur wird dir das herzlich wenig bringen, wenn keine Taten folgen. Ich habe dir einen handfesten Plan wie du deine Sucht überwindest versprochen. Hier kommt nun der Kern des Buches: meine persönliche **Nichtraucher Survival Strategie**

Erfolg hat nur, wer etwas tut, während er auf den Erfolg wartet.
Thomas Alva Edison

1. Mahnmal gegen das Vergessen

Schreibe die Gründe auf einem Blatt Papier, oder ein Memo auf deinem Handy, wofür du in den nächsten Wochen kämpfen wirst. Je deutlicher du deine Gründe formulierst, desto größer sind später deine Erfolgsaussichten die Phase des Entzuges und die Monate danach durchzustehen.

Auf dieser Liste stehen die negativen Auswirkungen deiner Nikotinabhängigkeit.

Wenn dir nicht gleich alle Gründe einfallen, ist das nicht schlimm. Die Liste kann jederzeit vervollständigt werden. Es können körperliche Symptome, wie Husten, Atemnot oder morgendlichen Auswurf sein. Es können die stinkenden Finger, die stinkende Wohnung, das Geld sein, das sich in deiner Lunge in giftige Luft auflöst. Oder die berechtigte Sorge, eines frühen, dafür aber umso qualvolleren Todes. Suche selbst nach deinen Gründen. Wenn es körperliche Gründe sind, umso besser. Spüre sie bewusst, sehr genau und merke sie dir so gut es eben geht und schreibe es auf.

Du sollst es nicht nur aufschreiben, um deinen Entschluss noch mal zu verdeutlichen. Das ist ein Nebeneffekt. Diese Erinnerungen können dich vor einem Rückfall schützen. Dein Innerer Raucher wird dich all diese Gründe im Moment deines Verlangens nach einer Zigarette vergessen lassen. Mir ging es jedenfalls so. Aber in dem Moment, in dem alles egal war und alle Gründe nur noch ein Schatten der Vergangenheit waren, holte ich die Liste raus und las sie mir und ihm vor. Ich wusste dann wieder, warum ich jetzt durchhalten muss. Ich wollte gesund weiterleben.

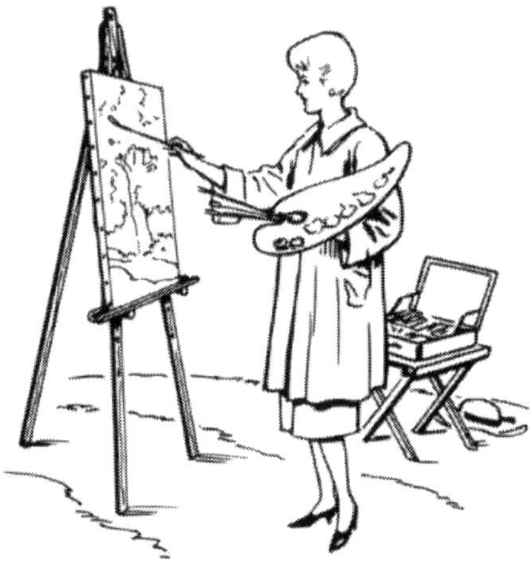

2. Kopfkino

Schreibe genau auf, wie dein Leben ohne Sucht aussieht, Welche Ziele wirst du erreicht haben? Mach ein Bild oder noch besser einen Film im Kopf davon.
Nehme den buntesten Farbkasten deiner Fantasie zur Hand. Kein Wort kann poetisch genug sein, wenn du ins Schwärmen gerätst, keine Hoffnung zu großartig oder hell. Spule den Film wieder und wieder in deinem Kopf ab. Lese regelmäßig die Ziele durch und male sie bei jedem Mal bunter und schöner. Schwelge in deinen Träumen. Im, Idealfall hast du das Gefühl dein Ziel schon erreicht zu haben.
Die Übung ist enorm wichtig für den Erfolg. Denn dein Unterbewusstsein versucht alles um dir ein Leben zu ermöglichen, dass den Bildern im Inneren entspricht.
Das macht es aus effektiver Rationalität, nicht aus reiner Gefälligkeit. Wenn die äußere Welt der inneren Welt nicht entspricht, gibt es einen Konflikt. Konflikt bedeutet Unruhe.
Unruhe verbraucht mehr Energie als Ruhe. Das Leben und

die Natur sind ökonomisch.
Weil es effizienter ist, wenn weniger Energie verbraucht wird, wird dein Unterbewusstsein alles dafür tun, dass das äußere mit dem inneren Bild harmoniert. Bloß um wieder Ruhe zu haben.
Kurzfristig arbeitet dieses System aber erstmal gegen dein Vorhaben. Denn selbst wenn dir Zigaretten langfristig Kopf und Kragen kosten, sträubt sich am Anfang deines Nikotinentzuges alles dagegen, dass du aufhörst.
Denn eine zu rauchen, scheint für den Moment einfacher als zu kämpfen. Doch je besser und öfter du das Bild des Nichtrauchers in dir aufbaust, desto selbstverständlicher wirst du dich diesem Bild anpassen.

Verdichte den Film deiner rauchfreien Zukunft zu einer einzigen starken Sequenz, ein einziges starkes Bild, oder Gefühl und präge dir diese Sequenz tief ein. Du kannst dieses Bild dazu benutzen, wenn dein Gegner dich angreift. Denn wer das Ziel, den rettenden Notausgang vor Augen hat, schöpft daraus in schwierigen Momenten enorme (Willens) Kraft.

Ein Ziel ohne Plan ist einfach nur ein Wunsch

Antoine de Saint-Exupery

Für diese Technik gibt es einen Booster, den viele erfolgreiche Manager, Sportler und Politiker für sich nutzen. **Die Kraft des Bildes**. Sie malen ihre mittel- und langfristigen Ziele auf ein großes Blatt Papier (mind. Din A3). Dazu ist es am besten, den gewohnten Ort zu verlassen, um einen klaren Kopf und neue Sichtweisen zu bekommen. Im Idealfall geht man dahin, wo man sich wohlfühlt und Kraft und Inspiration bekommt. Ich rate zur

Natur. Nun lässt du deinen Gedanken freien Lauf. Frage dich wer du in einem, drei oder sogar 10 Jahren sein und leben willst. Mal fängst du eine Idee auf und spielst mit ihr. Mal denkst du an gar nichts und genießt die Natur, die Ruhe und deinen Atem. Skizziere dann deine ideale Vorstellung von deinem zukünftigen Leben in einem Block oder auf kleineren Blättern. Später wirst du diese sauber und in Ruhe auf das große Blatt übertragen. Lass deinen Träumen und Vorstellungen Spielraum und sei nicht zu realistisch. Wie willst du über dich hinauswachsen, wenn du dich schon in deinen Vorstellungen begrenzt?

Ein Beispiel: wenn es dein jetziger Wunsch ist, endlich mal wieder ohne atemnotbedingte Pause in den zweiten Stock zu kommen, dann male wie du fröhlich einen Berg besteigst, oder einen Stadtlauf mitmachst. Damit schaffst du Raum für Größeres, „puschst" dich selbst und sprengst innere Grenzen und Blockaden. Du „zwingst" quasi dein Unterbewusstsein dazu, größere Ideen zu entwickeln, Türen aufzustoßen, die es vorher noch gar nicht gab und neue Menschen zu treffen die dir helfen, deine Ziele zu verwirklichen.

Selten erreichen wir genau unsere Ziele und bleiben etwas unter unseren Erwartungen. Selbst wenn du nie den Berg aus dem Beispiel bezwingen wirst, so wirst du doch einen Hügel besteigen. Du willst eine schönere Wohnung in besserer Lage? Dann mal dein Idealbild auf. Fang an mehr zu verlangen - du bist es wert! Der vierte Platz bei den Stadtmeisterschaften ist mit viel Training möglich? Mal dich auf dem Siegertreppchen mit erhobenen Armen. Mach eine Kollage mit einzelnen Sequenzen aus Vitalität, deiner nächste Reise, einer größere Anschaffung, deiner Traumfigur. Im Idealfall eine Sportart, die du ausübst und dein persönliches Umfeld, das dich als Nichtraucher liebt, akzeptiert und bewundert.

Dieses Bild hängst du dorthin, wo du es jeden Tag mindestens einmal ein paar Minuten betrachtest und dich so programmierst. Am besten gegenüber deines Schlafplatzes.

Dieses Tool ist nicht „nur“ für dein Projekt Rauchstopp anwendbar, sondern für alle Ziele. Wenn du merkst, dass dein Bild nicht mehr aktuell ist, sei es, weil du deine Ziele erreicht hast, oder sie sich verändert haben, dann male ein Neues

Übung

Sage dir immer wieder und mit Nachdruck, Begeisterung und all deiner Leidenschaft den folgenden Satz. Spüre die Kraft in dir und lege diese Kraft in deine Worte:

ICH BIN NICHTRAUCHER.

ICH KAM AUF DIE WELT ALS NICHTRAUCHER.

DAS IST MEINE WAHRE PERSÖNLICHKEIT.

ZIGARETTEN SIND EKELHAFT!!!

Schreie diese Worte in dich hinein. Und wenn du alleine bist, auch gerne laut aus dir heraus. Jetzt!

3. Mache dir die Folgen bewusst

Welchen Tag möchtest du

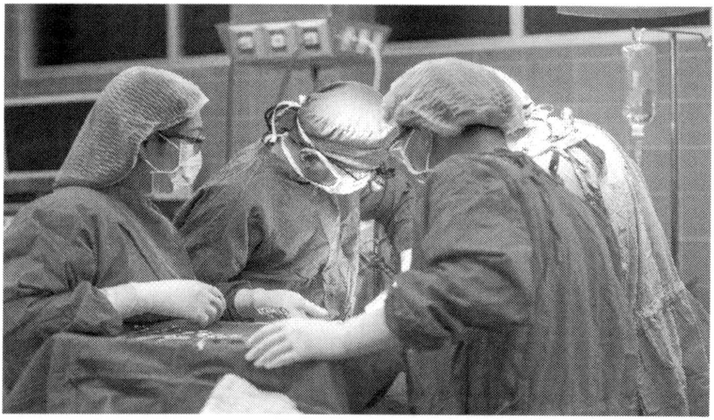

Du rauchst weiter und ignorierst die Tatsachen.

Gehe noch einmal ernsthaft und aufmerksam die für dich zusammengetragenen Informationen durch und verinnerliche die Konsequenzen beziehungsweise Spätfolgen deiner Handlungen. Denn eins ist klar:

Jede Tat hat Folgen. Und Tabakkonsum allemal.

in Zukunft erleben?

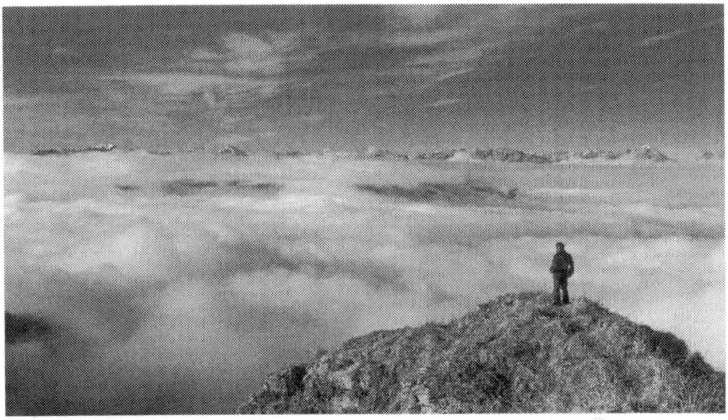

Du hörst auf dich umzubringen.

Präge dir jetzt die zwei Bilder bitte für drei vier Minuten ein. Rufe sie dir bei dem Gedanken ans Rauchen wieder auf. Nicht nur jede Zigarette bringt dich näher an den OP Tisch und vernichtet qualvoll dein Leben, sondern schon jeder Gedanke an eine Kippe erhält deine Sucht.
Mache dir bewusst:
Rauchen, oder Nichtrauchen entscheiden deine Zukunft.

4. Und führe mich nicht in Versuchung

Vernichte alles wirklich ALLES!, was mit dem Rauchen zu tun hat. Trage schon mal alles zusammen, um es an Tag X zu vernichten. Aschenbecher, Tabakreste, Stopfmaschine, Tischfeuerzeug, Filterhülsen…

Und ja, auch und gerade die!!
Die Notfallkippe!!!

Wenn ich frage, wie viel 2 und 2 ist oder ob rechts oder links Vorfahrt hat, wird die Antwort wie aus der Pistole geschossen kommen. Du musst über viele Dinge nicht einmal nachdenken. Das wäre in unserem komplexen Leben auch nicht möglich. Wenn du jedes Mal im Straßenverkehr überlegen müsstest, wer denn nun Vorfahrt hat, kämst du nie da an wo du hinwillst. Wichtige Informationen, die du immer wieder brauchst, speichert das Gehirn so ab, dass diese reflexartig zur Verfügung stehen. Wenn dich jemand fragt, ob das Auto, dem du gerade die Vorfahrt gewährt hast, rot oder grün war, fragst du eventuell: ... war da ein Auto? Natürlich hast du es gesehen und entsprechend gehandelt, aber ohne bewusstes Zutun. Alltägliche Prozesse und Routinen laufen unbewusst ab.

Für alles und jedes, für jede Handlung oder Person, hast du vorgefertigte Programme. Schuhe gehören an die Füße. Bei Regen wird man nass und Zigaretten werden geraucht. Sobald du eine Zigarette oder etwas, das mit Rauchen zu tun hat siehst, werden die „Programme“ für Rauchen automatisch aktiviert. Je öfter bestimmte Programme aktiv sind umso mehr Raum bekommen sie im Gehirn. Ziel ist es nun, diese Programme aufzulösen. Du bist im klassischen Sinne nach Pawlow auf alles, was mit Rauchen zu tun hat konditioniert. Auf äußerem Reiz, folgt Reaktion, also Rauchverlangen. Und genauso, wie der Körper der Hunde mit sabbern eine Reaktion zeigen, reagiert dein

Körper mit Schmachtsymptomen. Die Hunde haben ihrer körperlichen Reaktion wenig gegenüberzustellen, sind sie sich derer wahrscheinlich auch nicht einmal bewusst. Du aber bist es und kannst kognitiv dagegen steuern. Wobei es dann aber, immer zu einem inneren Konflikt kommt, der Nerven und Energie kostet. Diesen Konflikt kannst du einfach aus dem Weg gehen, indem du alles, was diesen Reiz auslösen kann, fortwirfst

Vermeide in den ersten Tagen, Personen mit denen du gerne und Situationen in denen du normalerweise rauchst. Du musst dich dem noch früh genug aussetzen, da du mit diesen Personen weiterhin Kontakt haben möchtest und dein Leben ohne Zigaretten weitergeht. Es ist wie mit einer frischen Wunde, auf die sich erst einmal Schorf bilden muss. Jeder Kontakt mit etwas, oder jemand, der dich an Rauchen erinnert, ist wie ein Aufkratzen an der frischen Wunde.

Schreibe auf, wen und was du meiden wirst und wie du der Situation, oder Person in den ersten Tagen am besten aus dem Weg gehst

5. Point of no return

Als Point of no Return (englisch für Punkt ohne Wiederkehr) (PNR) wird in unterschiedlichen Zusammenhängen der Zeitpunkt innerhalb eines Vorgangs oder Ablaufs bezeichnet, von dem an eine Rückkehr zum Anfangs- oder Ausgangspunkt nicht mehr möglich ist. (https://de.wikipedia.org/wiki/Point_of_no_Return)

Jetzt kommen wir zu einer besonders perfiden und effizienten List, die bei mir jeden Gedanken ans Rauchen sofort stoppte. Wenn du diesen Punkt richtig erledigt hast,

wirst du bestimmt nie wieder eine rauchen.
Erinnerst du dich noch an „Wetten, dass“? Die Kandidaten mussten im Falle, dass sie ihre Wette verlieren, einen lustigen, aber unangenehmen Wetteinsatz bestimmen. Genau das tust du auch. Aber wenn du scheiterst, wird es nicht lustig, sondern teuer. Wenn du aber gewinnst, gewinnst du nicht nur viel gespartes Geld, Gesundheit und Lebenszeit. Du erfüllst dir einen langersehnten Wunsch.
Lege einen richtig hohen Geldbetrag in einen Umschlag. Also nicht 20 oder 50 Euro. Im Idealfall legst du den Betrag in den Umschlag, den du für einen deiner großen Träume zusammengespart hast. Eine Reise in die Karibik? Ein neues Auto? Noch besser ist, du legst so viel Geld in den Umschlag, dass dich der Verlust in eine ernsthafte Krise bringen würde. Wir reden hier von deinem Überleben. Das sollte dir schon etwas wert sein.
Schreibe nun die Adresse einer Partei, Organisation oder Person die du abgrundtief verachtest und hasst auf einen DIN A5-Umschlag und lege das Geld dort rein. Porto nicht vergessen. Diesen Umschlag gibst du nun einer nahestehenden Person und sage ihr, dass sie diesen Umschlag sofort in den Postkasten werfen soll, sobald du innerhalb der nächsten drei Monate auch nur eine Zigarette rauchen solltest. Nach den drei erfolgreichen Nichtrauchermonaten bekommst du den Umschlag wieder und erfüllst dir deinen Wunsch von diesem Geld.

Glaube daran, dass du es schaffst und du hast den halben Weg gemeistert

Theodore Roosevelt

Ich machte aus der Übergabe eine Zeremonie. Qualmte mit dieser Person noch eine letzte Zigarette und übereichte ihr dann diesen Umschlag. Ich fühlte noch einmal das Geld, und freute mich darauf, dass es mir in drei Monaten meinen Traum erfüllen wird.

Jetzt sagst du: Na gut, das kriegt die Person doch gar nicht mit, wenn ich mal „kurz“ schwach werde. Das stimmt.

Aber wenn es ein „kurz schwach werden“ gäbe, hießen Zigaretten Gummibärchen. Bei einem Gummibärchen wird man mal kurz schwach und lässt dann das Naschen wieder sein, wenn man sich ein paar von den Teddys einverleibt hat. Aber es bleibt ja nicht bei der einen Zigarette. Du wirst wieder einsteigen, sobald du auch nur eine Zigarette geraucht hast. Und da es ja eine nahestehende Person ist, wird sie früher oder später mitbekommen, dass du wieder rauchst.
Noch einmal. Wenn dieser Umschlag tatsächlich für immer weg ist, muss es richtig wehtun.

Wegen einer einzigen blöden Zigarette! Wegen kurzen fünf Minuten der Schwäche. Das neue Auto futsch, der langersehnte Urlaub findet auf Balkonien statt? Die Sondertilgung für's Haus? Tja, selbst schuld.
Äääāh…

…du erwartest doch jetzt hoffentlich kein Mitleid, oder?

Der Umschlag ist der Paukenschlag in die Freiheit. Wenn du den Umschlag überreicht hast, gibt es kein Zurück mehr. Je mehr Geld in diesem Umschlag liegt, umso lauter ist das Echo, welches dich immer und überall begleitet. Du machst dir mit jedem Euro mehr bewusst, wie wichtig dir dein Entschluss ist. Jedes Mal, wenn du Gedanken ans Rauchen bekommst, bläst dieses Echo den Gedanken so schnell wieder aus deinem Kopf, so schnell kannst du gar nicht gucken. Je dicker und gefüllter der Umschlag ist, umso schneller und härter weht der Sturm, wenn du an

Zigaretten auch nur zu denken wagst. Glaub mir, ich hasste die Person, die den Umschlag bekommen hätte wirklich. Niemals hätte ich dieser Person auch nur 5 Euro gegeben.

Das Bild, wie sich dein ärgster Feind über dein Geld freut während dein Traum wie eine Seifenblase zerspringt, ist unsagbar mächtig.
Dieses Bild bläst dir jeden Gedanken ans rauchen sofort aus dem Schädel.

Wichtig! Keine Nachricht an den Empfänger, kein Absender auf den Umschlag. Er darf nicht wissen, von wem das Geld kommt!! Er könnte es ja ablehnen. Auch diese Tür schließt du im Vorfeld.
Mach dir jetzt Gedanken, wer den Umschlag bekommt, wer ihn aufbewahrt und kratze schon mal all dein Gespartes zusammen. Wer bekommt ihn? Wer verwahrt ihn? Wieviel kriegst du zusammen? Plündere ruhig dein Sparbuch, du kriegst es ja wieder.

So und nun werden wir ganz gemein

Du weißt, hier geht es nur um eine Sache: Dich, zur Not auch mit allen bösen Tricks und Gemeinheiten, zum Nichtraucher zu machen. Du schlägst, kratzt, beißt, ziehst an den Haaren, trittst in die Weichteile und schießt in den Rücken, um als Sieger aus der Schlacht zu gehen. Der Punkt 4 ist ein absolutes „Must do“. Keine Ausrede, kein Wenn und Aber.

Jetzt legen wir noch eine Schippe drauf. Du nimmst zwei Umschläge! Der zweite ist für jemanden, der dir das Blaue vom Himmel versprochen-, aber nicht gehalten hat. Jemand, der dir Zeit und Nerven gekostet hat. Du hast all deine Hoffnung auf diesen Schwätzer gesetzt und er hat dich bitter enttäuscht. Du hast allen Grund so richtig sauer auf ihn zu sein. Dieser Penner hat dein Geld nicht verdient. Und jetzt schiebst du ihm noch mal Kohle hinterher. Na? Das tut doch richtig weh, oder?

Dieser Penner bin ich! Du wirst das Geld für zwei meiner Bücher die von diesem Geld gekauft werden in diesen Umschlag legen,. Wenn du versagst werden dir, als Hohn und Spott, noch einmal zwei meiner Werke in deinen Briefkasten geworfen. Es kann ja sein, dass du dich mit deinem Feind doch versöhnst. Aber ich würde mir an deiner Stelle niemals verzeien. Also: zwei!!! Umschläge.

P.S.: Ich werde so unglaublich über dein und somit auch mein Versagen traurig sein, dass ich mein schlechtes Gewissen mit deinem Geld in billigem Fusel ertränken werde. Das willst du doch nicht, oder?

Natürlich kannst du dir zusätzlich auch ein Sparschwein anlegen, das du täglich mit deinem eingesparten Zigarettengeld füllst. Somit siehst du, wie dein Reichtum stetig wächst. Wenn du wieder anfängst zu rauchen, ist das Geld selbstredend auch futsch. Warum ausgerechnet drei Monate?

Drei Monate braucht es um neue Gewohnheiten fest zu verankern und im Gehirn neue Strukturen zu schaffen. In der Zeit, ist das Rückfallrisiko am Höchsten. Nach drei Monaten, kannst du dir überlegen, ob du verlängern willst, oder nicht.

6. Who is who?

Kategorisiere jede Zigarette, die du in den nächsten Tagen rauchst. Du kannst auch mit Uhrzeit und Ort Buch darüber führen. Aber es reicht, wenn du dir dessen bewusstwirst, während du sie rauchst.

Rauchst du gerade…

A. …die den Stress und Ärger unterdrückende
B. …die positiv verstärkende
C …die langweilige, auch als Pausenclown oder Gewohnheitstier bekannte
D ...die völlig unnötige Zigarette? (Kleiner Tipp, es ist eigentlich immer Zigarette D).
Aber das wirst du in wenigen Wochen selbst wissen.
Sinn und Zweck ist es, dass dir jedes Mal bewusst wird, dass jede Zigarette nicht für sich steht, sondern etwas positives verstärken, oder einen Mangel überlagern soll. Dir wird bewusst, dass die meisten Zigaretten eben keine Genusszigaretten sind, sondern ein Ausdruck eines irgendwie gearteten Mangels. Ob nun negatives ‚entrückt' werden muss, oder positives nicht positiv genug wahrgenommen werden kann und mit einer Zigarette, verstärkt' werden soll. Letztendlich kommt man dabei immer zum Schluss, dass man die Zigarette die man gerade raucht, eigentlich doch gar nicht braucht. Das wäre alles nicht so dramatisch, wenn Zigaretten gesundheitsförderlich und günstig wären. Aber jede dieser unnötigen Kippen macht wirklich krank und ist extrem teuer. Natürlich gibt es etliche vorgeschobene Gründe an der Sucht festzuhalten. Wenn man sich diese Gründe aber mal genauer betrachtet und das Für und Wider abwägt, können Zigaretten nur verlieren.

7. Lückenfüller

Überlege was du machen könntest, anstatt zu rauchen. Denn wenn du die eine oder andere Zigarette nicht rauchst, wird es anfänglich Leeren in deinem neuen Leben geben, die gefüllt werden müssen. Das kann einen Apfel essen, drei bis zwanzig Liegestütze, fünf bewusste Atemzüge oder sonst etwas sein. Schreibe wieder einen Spickzettel und lege ihn in die Geldbörse. In kürzester Zeit

verschwinden diese Zeitlücken aber sowieso von selbst.
Du wirst dich schon bald fragen, wie du früher überhaupt so viel Zeit für das Rauchen opfern konntest.

8. Programmänderung

Phase 1: Überschreibe deine falschen Gedanken.

Wenn du wiederholt eine Tätigkeit tust oder etwas Bestimmtes denkst, dann verändert sich dein Hirn plastisch. Synapsen vernetzten sich gezielt auf die neuen Anforderungen. Es entstehen, je nach Anforderungen größere oder kleinere Hirnareale. So kann man zum Beispiel einen Schachspieler von einem Eiskunstläufer anhand der Hirnstruktur unterscheiden.
Du kannst es dir tatsächlich wie ein großes Straßennetz vorstellen das sich ständig dem Verkehrsstrom anpasst. „Fährst“ du oft mit einem Gedanken die gleiche Strecke, so wird aus der kleinen Straße eine große Datenautobahn. Andererseits werden aus Datenautobahnen kleine Landstraßen und wenn bestimmte Gedanken gar nicht mehr gedacht werden, unbedeutende Feldwege. Dieses geschieht natürlich nicht von heute auf morgen, aber es geschieht.
Ganz wichtig dabei ist auch wieviel Gefühl den Gedanken mitschwingt. Einmal mit der Hand auf die heiße Herdplatte gepatscht, reicht für den lebenslangen Gedanken: „Na, soo toll war das nun auch wieder nicht. Das mach ich lieber nicht nochmal.“

Alles, was beachtet wird, verstärkt sich
Alles, was weniger beachtet wird,
schwächt sich ab
Grundsatz der Psychologie

Damit dein Gehirn physisch Kapazität zur Verfügung stellt, reicht es, wenn du ständig übers Rauchen nachdenkst. Ob du nun rauchst oder nicht, spielt dabei keine Rolle. Du hast also nicht nur eine Raucherlunge, sondern auch ein Raucherhirn.

Deswegen verbanne ab jetzt jeden Gedanken an oder über das Rauchen. Natürlich geht das nicht von jetzt auf gleich. Aber mit dauerhaftem und diszipliniertem Training wirst du dein Hirn mehr und mehr zu einem Nichtraucherhirn umformen, in dem es keinen Platz für Rauchen gibt.
Wenn du schon mal dabei bist, etwas zu löschen, kannst es gleichzeitig auf Erfolg und das Erreichen neuer Ziele programmieren. Wenn du dir deine Ziele vorstellst, dann lege so viel positives Gefühl hinein wie du kannst. Andererseits, wenn du an Zigaretten denkst, **fühle** Ekel und Widerstand gegen das Rauchen.

Übung
Stell dir vor, du nimmst eine Zigarette aus der Packung oder bekommst sie angeboten. Du betrachtest diese Zigarette eingehend als ein nichtssagendes und bedeutungsloses Objekt. Es ist eher etwas Sonderliches und Fremdartiges. Je länger du dieses Objekt anschaust, desto mehr Ekel kommt in dir hoch und du willst es nur noch loswerden.

Gehe in diesen „Film" mit aller Leidenschaft hinein. Baue ihn aus. Spüre, wie sich dein Magen verkrampft und dein ganzer Körper gegen dieses Teil rebelliert. Sehe, wie du die Kippe im hohen Bogen fortschmeißt und dich wegdrehst, dann aber lachend und befreit fortgehst. Stell dir vor wie du frei atmest, wie du stolz auf dich bist, ‚es' geschafft zu haben. Wiederhole immer wieder: Ich bin Nichtraucher und ich bleibe Nichtraucher, weil es ein tolles Lebensgefühl ist, nicht abhängig zu sein. Ich bin Nichtraucher und ich bleibe Nichtraucher, weil es ein

tolles Lebensgefühl ist, nicht abhängig zu sein…
Damit sich dieses Bild und Gefühl in dir verstärkt, wiederhole es vor dem Schlafengehen, beim Zähneputzen, an der Kasse, vor der Ampel, egal wann und wo. Hauptsache, so oft wie möglich.
Nachdem du die Zigarette fortgeworfen hast, stehe auf einer Bergspitze und sieh über die anderen Berge hinweg, oder sehe dich am Deck eines Luxusliners. Die Meeresluft weht dir um die Nase. Sie riecht nach Meer, nach Freiheit und Fernweh. Eine geliebte Person im Arm. Sonnenuntergang. Ein Glas Sekt. Alles ist perfekt – weil ohne Zigarette. Male dir ruhig utopische und kitschige Träume aus. Es geht darum, in dir eine Verbindung mit dem Nichtrauchen als positives Gefühl zu schaffen.
Immer wenn du jemanden siehst der raucht, sage innerlich: „Gut, dass ich das hinter mir habe.“ Natürlich ist das seltsam, wenn du noch in der Vorbereitungsphase bist. Du gehörst du ja noch zu den Rauchern. Aber mit dieser Übung gewöhnst du dich schon einmal an den Gedanken. Weil du dein Hirn mit diesem Gedanken umbaust, wird er für dich je öfter du ihn wiederholst, immer selbstverständlicher. Schwelge in dem neuen Lebensgefühl des befreiten Nichtrauchers. Beim Aufstehen, beim Einschlafen und immer wieder mal am Tag.

Phase 2

Irgendwann musst du die Zigaretten nicht mehr „verteufeln“. Du weißt wie ekelig die Dinger sind, da du dir diese Wahrheit oft genug selber erzählt hast. Die Platte wird langweilig und du hörst auf an dir zu arbeiten. Dennoch kommt hin und wieder der Gedanke an die Kippen. Also was tun? Den Gedanken, wie ekelig die Zigarette ist, brauchst du nicht mehr so oft wiederholen. Aber an was anderes Denken hast du noch nicht gelernt.
Jetzt hast du die wohl ziemlich einmalige Gelegenheit in deinem Leben, dir deine Zukunft automatisch selbst zu

basteln. Überschreibe den Gedanken an die Zigarette jetzt mit etwas, was du gerne innerhalb des nächsten Jahres oder in fünf Jahren erreichen möchtest.
Ein neuer Job? Ein Ort, den du schon lange einmal bereisen wolltest? Eine Fähigkeit, die du erlernen wolltest? Gut. Dann mache das doch einfach. Der Gedanke an die Zigarette wird genutzt, sich an seine großen Wünsche und Ziele zu erinnern. Wenn der Gedanke ans Rauchen kommt, ist das wie ein Glöckchen, welches dich daran erinnert an dein Ziel zu denken. Man kann sich nun mal nur auf eine Sache konzentrieren. So schlägst du zwei Fliegen mit einer Klappe. Das ist dein Vorteil gegenüber jedem Nichtraucher Denn dieser denkt nie an eine Kippe. Also hat er „niemanden“ der ihn daran erinnert, an seinen Zielen oder seiner Persönlichkeit zu arbeiten.

Schön, wenn du den Punkt 8
schön brav durchgelesen hast.

Nur…

leider nützt Punkt 8
gar nichts,

aber so was
von überhaupt gar nichts,
wenn du ihn nicht völlig und ganz
und gar in dein Leben integrierst.
Fange damit am besten sofort,
also jetzt gleich an.
Lehne dich jetzt
– JETZT! –
zurück und denke darüber nach.

Danke!

(p.S. ….jetzt!)

Affirmationen

Gerade im Moment stören mich meine Nachbarn mit ihrem Gespräch. Da ich sie im Augenblick leider nicht dazu bewegen kann, diese Geräuschkulisse zu unterlassen, bleibt mir nur der Weg, einen Kopfhörer aufzusetzen und so die störenden Geräusche zu übertönen. Wie es mir mit meinen Nachbarn ergeht, geht es dir mit deinen vor sich hin plappernden Gedanken. So lange du sie einfach „laufen" lässt, bist ihnen schutzlos ausgeliefert. Die meisten Menschen denken selten kontrolliert und sind sich ihren im Hintergrund plappernden Gedanken auch gar nicht bewusst. Das wäre soweit in Ordnung, solange diese Gedanken Richtiges und Nützliches erzählten und nicht kritisieren, kleinreden, verurteilen, sich selbst oder andren Schmerz zufügen würden. Es gibt Möglichkeiten sie zu bändigen um kontrolliert nur das zu denken was guttut. Das erfordert neben Übung, Muße und Disziplin vor allen Dingen Zeit. Zeit, die wir im Augenblick nicht haben, da wir schnelle Resultate brauchen.*

So wie ich meine phonstarken Nachbarn kurzerhand mittels Kopfhörer übertöne, kann man auch seine Gedanken nicht nur übertönen, sondern sogar überschreiben. Als Werkzeug benutzen wir dazu Affirmationen. Einfach erklärt sind Affirmationen kurze Glaubensätze, oder positive Wörter, die durch ständige Wiederholung eine Veränderung in dir und somit deinem Leben bewirken.

**In der Nichtraucher Gedanken Strategie vertiefe ich das Thema Gedanken, sowie die Macht deiner Worte und gebe dir weitere Methoden, die dir helfen deine Ziele zu erreichen. Aber eins nach dem Anderen. Denn jetzt katapultierst du dich erst einmal aus deiner Sucht und sollst so schnell wie möglich deine alten Gedanken überschreiben, deswegen reiße ich hier vieles nur an.*

Es macht tatsächlich sehr viel mit dir, ob du dir ständig Missmut, Versagerängste, Hass, Tod und Teufel einredest, oder ob dein Hirn Lautenklänge und Lobgesänge über dich ergießt, weil du jemand bist, dem die Sonne aus dem Hintern scheint
Du kannst die Affirmationen bewusst laut vor dir hersagen, aber auch in Dauerschleife über Kopfhörer auf dich einwirken lassen. Nimm auf dein Smartphone ein paar hilfreiche Sätze auf und lass dich mit dieser Aufnahme in der Wiederholfunktion am besten Tag und Nacht berieseln. Diese neuen Gedanken übertönen nun deine eigenen falschen Gedanken und „brennen" sich in dein Bewusstsein ein, bis sie Teil deiner Persönlichkeit werden. Die Affirmationen kannst du, egal was du tust, ständig hören. Auch und gerade nachts. Selbst wenn dein Bewusstsein schläft, dein Unterbewusstsein ist ständig „online". Anstatt permanent von Rauchergedanken berieselt zu werden, wird nun in deinem Kopf eine „andere Platte" aufgelegt.

Übung:
Spreche jetzt folgenden Satz auf dein Handy und lass ihn während du weiterliest in Dauerschleife abspielen, ohne ihn weiter zu beachten. Wenn er dich bei der Konzentration stört,drehe die Lautstärke so leise, bis du dich wieder auf das Buch konzertieren kannst. Das Unterbewusstsein nimmt trotzdem deine Worte auf.
„Rauchen ist ekelhaft; ich bin froh endlich Nichtraucher zu sein".

Es kann sein, du ungerne deine eigene Stimme hörst, dir es mit dem Aufnehmen zu anstrengend ist, oder sonstige Gründe dich davon abhalten, selbst Affirmationen zu erstellen Für diesen Fall habe ich eine CD mit über 40 sehr starken Affirmationen aufnehmen lassen .Die Affirmationen wiederholen sich in verschiedenen Ebenen und aktivieren mal die linke, mal die Rechte, mal beide Gehirnhälften, so dass sie tiefer und effektiver wirken. Zusätzlich kannst du dich noch mit einer Meditation und einer Tiefenhypnose unterstützen, und so deinen Ausstieg aus der Sucht vereinfachen, beschleunigen und vertiefen. Du findest sie auf beinahe allen Streemingportalen, sowie bei Amazon unter Nichtraucher Survival Meditation.

https://amzn.to/2I4M6cJ

Es gibt sogar die Möglichkeit, dass die Schallwellen nicht über den Gehörgang, sondern direkt über die Knochenleitung gehört werden können. So bleibt das Ohr „frei" für den Alltag. Du hörst die Stimmen nicht mit dem Ohr, sondern sie dringen direkt in deinem Kopf. Das hört sich sehr aufregend an und beinahe wie Science Fiction. Ist aber wirklich klasse. Ich stelle sie auf meiner Internetseite vor.
www.Nichtraucher- Survival- Strategie.de

9. Body &Soul

Wenn du aufhörst zu rauchen, wirst du automatisch körperlich leistungsfähiger. Aber da du in eine Schlacht ziehst, solltest du auch etwas Kondition mitbringen. Ein paar Liegestütze oder Sit-ups haben noch niemanden geschadet. Wenn du dafür nicht der Typ bist, parke dein Auto wenigstens mal vom Eingang weiter weg und benutze die Treppe statt dem Aufzug. Ein Vorteil von Sport ist, dass du direkt merkst, wie schlimm es um deine Kondition als Raucher wirklich bestellt ist, du aber gleichzeitig sehr schnell eine Leistungssteigerungen feststellen wirst

Beides wird dich motivieren. Du wirst spüren wie gut es sich anfühlt, Nichtraucher zu sein. Nicht nur deine Haut wird wieder gesünder aussehen und sich viel geschmeidiger anfühlen. Dein ganzer Körper wird eine Verjüngung erfahren. Du wirst wieder Spaß an der Bewegung finden. Vielleicht beginnst du mit einer Sportart, die du schon immer mal ausprobieren wolltest, aber nie fit genug warst, oder es dir nicht leisten konntest. Nehme dein gespartes Geld von den nicht gerauchten Zigaretten und investiere es in neue und richtige Lebensfreude. Vielleicht nimmst du auch eine lange verschollene Sportart wieder auf.

Wichtig ist nicht, wie fantasievoll deine Ausreden sind. Wichtig ist nur, dass du aufhörst zu rauchen!

„Wie soll ich das denn machen? Ich komm ja kaum die Treppen hoch“ Wunderbar, das ist doch schon mal ein Anfang. Dann gehe ab jetzt regelmäßig die Treppen kaum hoch. Kaum ist besser wie nicht! Und wenn es wirklich nicht geht: Nun gut, dann gehe eben die Treppen runter, statt rauf. Du schaffst ja nicht einmal fünf Liegestütze? Na und? Dann mache eine oder vielleicht sogar zwei. Auch das ist alles zu viel? Na, dann kreise wenigstens die Füße vorm Fernseher. Wobei das wirklich sehr wenig sportliche Betätigung ist...

10. Apps

Suche Apps für dein Handy. Es gibt etliche die dich mental unterstützen. Die helfen sich gesund zu ernähren, Sport zu treiben, bewusst zu leben, Motivations-Apps, Meditationen, Atemübungen, gesunde Ernährung, usw.

11. Danke fürs Nichtrauchen

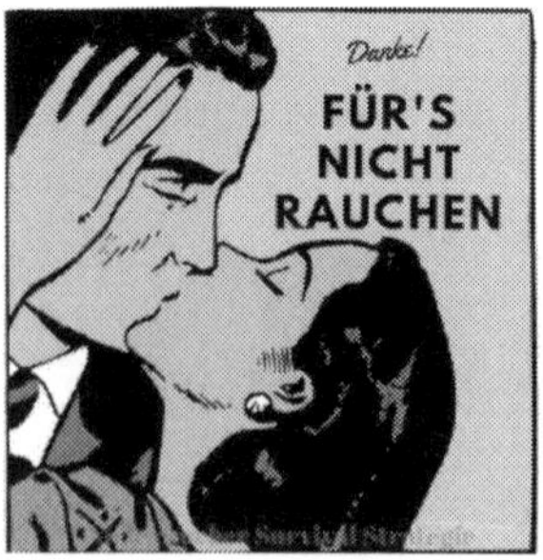

Suche dir deinen stärksten Satz zur Motivation aus. Der Satz den du so oft wie möglich denken willst und so die positiv besetzten Gedanken über das Rauchen überschreibst. Schreibe diesen Gedanken auf einen kleinen Zettel und klebe ihn an den Badezimmerspiegel oder eine Tür, die du oft benutzt. Immer, wenn du nun den Aufkleber passierst, wird dein Blick auf den Aufkleber und Zettel landen. In dem Moment erinnerst du dich an den Satz, den du aufgeschrieben hast und er ‚schießt‘ dir durch den Kopf. Am Anfang musst du dich noch bewusst darauf konzentrieren. Später läuft dieser Gedanke ganz automatisch ab.

Ich habe extra Aufkleber (s. Bild) drucken lassen. 6,5cm x 6,5cm groß. Groß genug, um aufzufallen, klein genug, um nicht nervig zu sein. Du findest ihn bei Ebay. Geh unter Nichtraucher Aufkleber und such unter ‚günstigster Preis'. Oder schick mir einen rückadressierten und rückfrankierten Briefumschlag. Ich schicke ihn dir gerne umsonst zu.

12. You'll never walk alone

Suche dir Verbündete und Helfer. Überlege dir was und wer dich gerade in den ersten Tagen noch unterstützen könnte und besorge es vorher. Vielleicht eine Schale frisches Obst auf den Tisch stellen, damit du gleich viel besser in ein gesundes Leben startest? Es können auch Fishermen's Friends helfen. Die sind sehr scharf und putzen den Rachen durch, wenn du diesen kratzigen Reiz des Rauchens im Rachen vermisst. Beruhigende Musik auf dein Handy laden? Es gibt so viele Ideen. Mache dir selbst ein paar Gedanken. Suche dir Mitstreiter. Wer oder was kann dir Rückhalt geben und dich dazu animieren, weiterzumachen wenn du strauchelst? Auf meiner Facebook-Seite zur Nichtraucher Survival Strategie habe ich immer wieder neue Inspirationen und Ablenkungen.

13. Zeitpunkt gegen die Verschieberitis"

Setze bzw. suche dir einen Zeitpunkt zum Aufhören. Die ersten zwei, drei Tage sollten so frei wie möglich von Triggern sein. Also keine Partys, kein Treffen mit Freunden, die dich zum Rauchen animieren könnten. Einschließen im Kämmerlein ist aber auch nicht unbedingt ideal, denn das könnte sehr langweilig sein. Langeweile ist

auch ein gefährlicher Trigger. Vielleicht gefällt dir ein Städteausflug, oder eine Wanderung?
Mit den 13 Pmkten wirst du dich befreien, wenn du sie befolgst, nicht wenn du sie nur liest.

Ich will lieber Feinde haben, als zweifelhafte Freunde.

Napoleon I. Bonaparte

E- Zigaretten, Nikotinpflaster Kaugummis

Es gibt Gerüchte, dass Nikotinpflaster von der Zigarettenindustrie hergestellt werden. Das würde Sinn ergeben. Denn sie nützen ganz bestimmt nicht dem Menschen, der aufhören will, sondern nur dem Pflaster- und dem Tabakverkäufer.
Warum?
Dein innerer Raucher braucht Nikotin zum Überleben. Wenn du ihm Nikotin gibst, ist er zufrieden, bis der Nikotinspiegel wieder sinkt. Dann aber schreit er laut auf und fordert dich dazu auf alles zu tun, damit er wieder sein Lebenselixier bekommt. Bekommt er wonach er begehrt, ist er anschmiegsam wie ein Kätzchen. Er bedankt sich sogar mit einem durch den ganzen Körper ziehenden wohligen Schnurren. Alles, ja wirklich alles, ist dann gut. – Für ihn! Denn du hast ihn gefüttert.

Gibst du ihm nicht was er verlangt, dann schreit er halt umso lauter. Oder pocht gegen das Brustbein, lässt deine blankliegenden Nerven vibrieren wie die Gleise, wenn ein Zug darüber brettert.
Genauso fühlst du dich dann auch. Auf der Stirn bildet sich ein See aus Angst- und Panikschweiß. Der Puls rast

und überhaupt ist alles in heller Aufregung. Er wird alles tun, damit er an sein Lebenselixier kommt. Nur eines nicht: Ruhig bleiben. Er ist der Parasit in dir, den es zu töten gilt.

Er braucht Nikotin zum Überleben, nicht du.

Hältst du ihn am Leben, quält er dich bis zum Sankt Nimmerleinstag. Ihm ist es egal, woher es kommt, solange der Nikotinspiegel stimmt. Was also passiert, wenn du Nikotinkaugummis kaust und dir Pflaster – weiß der Teufel wohin – klebst? Du hast 5 Sekunden Zeit für die Antwort.

Fünf…vier…drei…zwei…eins…

Ding Dong – die Zeit ist um!

Richtig. Nikotinpflaster oder Kaugummis halten nur deinen Feind am Leben. Natürlich wird er nicht mehr schreien, wenn du ein Nikotinpflaster aufklebst. Warum sollte er auch. Er hat doch erreicht was er wollte. Es ist als würdest du mit einem vierjährigen Kind durch die Süßigkeiten Abteilung laufen.

> ***Verantwortlich ist man nicht nur für das,***
> ***was man tut,***
> ***sondern auch für das, was man nicht tut.***
> *Laotse*

Gibst du nach, wenn es schreit, oder bleibst du konsequent?

Welche Methode führt wohl schneller dazu, in Ruhe einkaufen zu können? Welche Methode wird aber langfristig die bessere Alternative sein? Gibst du nach, schreit es jedes Mal wieder. Bleibst du hart, ist es zwar für das Kind und deine Nerven eine Höllenqual, aber dafür hast du beim nächsten Mal einen ruhigen entspannten Einkauf ohne Gequengel.
Von einem vierjährigen Kind verlangst du Willensstärke und Disziplin. Du sagst ihm es solle sich nicht so anstellen, da es auch mal lernen muss ein „NEIN“ zu akzeptieren? Und überhaupt sind Bonbons ja nicht gut für die Gesundheit!

Aber bei dir selbst versagst du und schreist nach Ersatzbefriedigung in Form von einem Nikotinkaugummi?

Aha....

Es gibt nur eine sinnvolle Methode, mit dem Rauchen aufzuhören und die heißt:

Sofort-für immer und zu 100 %!

Oder hast du es nicht auch schon dutzende Male mit der „Ich-rauche-jetzt-weniger-Methode“ versucht? Und hat es funktioniert? Die Frage war rhetorisch gemeint.
Du hältst gerade dieses Buch in der Hand. Das beantwortet die Frage wohl zur Genüge. Wenn du meinst Nikotin ohne Zigarette zu dir nehmen zu müssen, dann rauchst du heimlich weiter und fütterst brav deinen inneren Raucher. Keine Angst, der merkt sich deine Schwäche.

Die Rückfallwahrscheinlichkeit bei Rauchern, die ohne Hilfsmittel mit dem Tabakkonsum aufhören, liegt bei 97% innerhalb von sechs Monaten nach dem Rauchstopp. Bis 2012 ging man davon aus, dass Nikotinersatzpräparate bei korrekter Dosierung und weiterer fachlicher Anleitung die Erfolgschancen um 3% steigern können. Eine neuere Studie von 2012 besagt, dass die Rückfallraten bei denen, die Nikotinersatzpräparate zum Aufhören verwendet haben, genauso hoch war wie bei denen, die ohne Hilfsmittel aufgehört haben.
https://de.wikipedia.org/wiki/Nikotinersatztherapie

E-Zigaretten

Hm, lecker. E-Zigaretten gibt es in allen Geschmacksrichtungen: Erdbeere, Melone, Kaffee, Kuchen, Rum und tausende weitere Sorten. Sie gibt es von 0% bis 24% Nikotingehalt. Kein Teer, keine Verbrennungsstoffe. Also eine echte Alternative zur Zigarette. Dann kann man da ja darauf umsteigen, oder? Jetzt kann man gesund und viel günstiger rauchen. Klasse. Die eierlegende Wollmilchsau. Es gibt auch die Geschmacksrichtung „Tabak". Aber da genau wird der Haken offensichtlich.

Eine E-Zigarette ist keine „richtige" Zigarette.

Deswegen schmecken die Tabaksorten nach allem anderen, nur nicht nach Tabak. Weiterhin schmecken die meisten 0%-Sorten einfach gesagt – nach nichts. Sie kratzen und beißen nicht so wie eine „richtige" Zigarette. Hört sich komisch an. Aber genau das machte für mich, unter anderem, den Reiz an einer Zigarette aus. Aber das Schlimmste ist, dass du den Akt des Rauchens aufrecht

erhältst.
Somit können die ‚Datenautbahnen für's Rauchen' nicht kleiner werden und verschwinden. Du hast weiterhin ein „Raucherhirn"
Das heißt: Früher oder später wirst du sehr wahrscheinlich entweder ganz zur Zigarette zurückkehren oder im schlimmsten Falle beides rauchen. Aber frei wirst du nicht werden. Warum funktioniert es nicht? Ganz einfach. Es liegt an deinem inneren Programm. Du bist wie die Pawlowschen Hunde trainiert.

Pawlows Hunde?
Die Bezeichnung pawlowscher Hund (auch Pawlow'scher Hund) bezieht sich auf das erste empirische Experiment des russischen Forschers Iwan Petrowitsch Pawlow zum Nachweis der klassischen Konditionierung.
Pawlow hatte im Verlauf seiner mit dem Nobelpreis ausgezeichneten Experimente zum Zusammenhang von Speichelfluss und Verdauung beobachtet, dass bei Zwingerhunden schon die Schritte des Besitzers Speichelfluss auslösten, obwohl noch gar kein Futter in Sicht war. Er vermutete, dass das Geräusch der Schritte, dem regelmäßig die Fütterung folgte, für die Hunde mit Fressen verbunden war. Der vorher neutrale akustische Stimulus (Schrittgeräusch) werde im Organismus des Hundes mit dem Stimulus „Futter" in Verbindung gebracht. Um diese Hypothese zu prüfen, gestaltete er 1905[1] ein aussagekräftiges Experiment: Auf die Darbietung von Futter, einem unbedingten Reiz, folgt Speichelfluss (unbedingte Reaktion), auf das Ertönen eines Glockentons (neutraler Reiz) nichts. Wenn aber der Glockenton wiederholt in engem zeitlichem Zusammenhang mit dem Anbieten von Futter erklingt, reagieren die Hunde schließlich auf den Ton allein mit Speichelfluss. Dieses Phänomen bezeichnete Pawlow als Konditionierung.
https://de.wikipedia.org/wiki/Pawlowscher_Hund

Du sabberst aber nicht bei Glöckchentönen. Das hoffe ich jedenfalls für dich (gerade in der Weihnachtszeit ist das sehr unangenehm). Du sabberst beim Kaffeetrinken, Schokolade essen, einen Freund treffen, ins Auto einsteigen, eine Freundin treffen, vor dem Schlafen gehen, beim Aufstehen, nach dem Frühstück, nach dem Mittagessen, nach dem Abendessen, nach dem Sex, nach dem Spielfilm, nach dem Flug, vor dem Flug, du sabberst, wenn es dir besonders gut geht - oder besonders schlecht. Wenn es langweilig ist oder etwas spannend oder lustig, usw. Du sabberst die ganze Zeit. Alles erinnert dich an Zigaretten.
Hätte Pawlow seine Hunde auf so viele Trigger programmiert wie dein Raucher dich programmiert hat, hätte er ihnen nur um ihren Flüssigkeitshaushalt wieder auszugleichen drei Liter mehr Flüssigkeit pro Tag geben müssen. Die armen Hunde hätten sich zu Tode gesabbert und der Tierschutzbund hätte ihn wegen Tierquälerei hinter Gitter gebracht. Und du? Nun ja, du rauchst dich halt zu Tode. Nur bei dir kommt kein Tierschutzbund zur Hilfe geeilt, weil du dich ja aus freien Stücken zu Tode rauchst.

Von wegen aus freien Stücken. Wärst du nicht hochgradig süchtig, würdest du es sehen. Du rauchst nicht aus freien Stücken.

Du bist süchtig! Basta.

Du musst dir deine Glöckchen wieder abtrainieren. Nein,

es gibt weder eine Zigarette, noch eine E-Zigarette beim Kaffee, beim Warten, im Auto. Auch keine, wenn du mal wieder zuuuufäääällig bei minus fünf Grad auf deinem Balkon stehst – soll ja vorkommen.
Es gibt sie nicht an der Bushaltestelle und auch nicht bei Stress oder Freunde treffen. Eine E-Zigarette erhält die Programme in deinem Kopf. Und zwar so lange, bis du dann doch wieder auf „richtige“ Zigaretten umsteigst. Und deswegen, so schön wie es auch klingt mit dem Vapen: Die Gefahr des Rückfalls ist viel zu hoch, weil du damit deine Sabberprogramme aufrechterhältst.

Leider hier ein klares Nein zur E-Zigarette.

Natürlich gibt es Leute, die es mit Kaugummis und E-Zigarette geschafft haben stufenweise mit dem Rauchen aufzuhören. Aber das dauert sehr lange und du bist während des Aufhörprozesses eher rückfallgefährdet. Gewinne so schnell wie möglich Abstand aus der Gefahrenzone. Geh lieber den harten und direkten Weg. Dieses ewige Hin und Her ist meiner Meinung nach ein gefährlicher Tanz auf dünnem Eis.

Kräuter die wirklich helfen

Die Abneigung gegen Tabletten ist in Deutschland sehr hoch. Man hört ja immer von den Tablettenabhängigen. Bevor man eine Schmerztablette nimmt, muss schon der Kopf unterm Arm getragen werden. Ich rate dir trotzdem dringend davon ab, deine Anfangslaunen alleine durchzustehen zu wollen. Zigaretten sind definitiv ein Beruhigungsmittel. Auch wenn sie erst deine Neven zum Flattern gebracht haben, wird ihr Fehlen eine Herausforderung. Aber was nutzt dir das ganze Wissen, wenn deine Kinder dich nerven oder du kurz davor bist dem Typen vor dir, bloß weil er nicht rechtzeitig bei grün losfährt, eine zu zentrieren? Du bist nervös und gereizt und eine Stimme im Kopf spielt die ganze Zeit die alte Platte: Rauch dir eine und alles ist gut, rauch dir eine und alles ist gut, rauch...

Du kannst mit Baldrian und Johanneskraut die Platte zumindest leiser stellen. Ich habe mit den beiden Mitteln sehr gute Resultate erzielt und musste sie auch nicht lange nehmen. Es gibt bestimmt noch andere Mittel. Aber diese Mittel sind überall zu bekommen und weitgehendst unbedenklich. Also warum willst du dich unnötig quälen? Nutze alle Mittel, die dich vom Rauchen befreien. Mach es dir so leicht wie möglich. Kudzu ist eine geniale Pflanze die dein Rauchverlangen reduziert. In meinem Fall sogar stoppt Du bekommst es in Apotheken, ist aber online günstiger.

Nach einer Woche hast du die Todeszone durchschritten. Den härtesten Teil, den lebensgefährlichen im wahrsten Sinne des Wortes, hast du geschafft, wenn du deinen Körper von Nikotin befreit hast.

Du kannst befreit von der körperlichen Abhängigkeit deinen Weg fortsetzen. Weder Kudzu, Baldrian, noch Johanniskraut muss das Nikotin ersetzen bzw. ausschalten. Ab und an schreit aber der innere Raucher, dass du jetzt trotzdem rauchen musst.

Höre nicht hin, glaube ihm nicht. Er lügt dich an!!!

Behalte deswegen ein paar Pillen in der Geldbörse bereit. Diskutiere nie wieder mit deinem inneren Raucher über das Für und Wider des Rauchens. Er will, dass du dich mit dem Rauchen beschäftigst. Wenn du ihm drei Stunden erklärst, dass du nicht rauchen willst und es dann auch sein lässt, hat er dennoch gewonnen. Denn deine

Datenautobahnen: „Rauchen“ wurden wieder aktiviert und mit jedem Gedanken breiter. Wenn er sich meldet, versuche ihm kurz klar zu machen, dass du nie wieder eine Zigarette brauchen wirst. Wenn es nicht hilft: Diskussion beenden und Kudzu nehmen. Fertig.

Egal, was passiert, sage:

Wegen dem, der oder was auch immer werde ich doch nicht wieder anfangen zu rauchen. Ich bin Nichtraucher und werde es immer bleiben!

Nur zur Erinnerung: es ist eine Schlacht um Territorien. Und die Territorien sind dein Hirn, deine Seele, dein Geist, dein Leben. Diese musst du befreien. Diesmal ist nicht ganz Gallien von den Römern besetzt, sondern du vom Rauchen. Also schmeiße den Besatzer raus und lebe dein Leben in Freiheit.

Kudzu (Pueraria montana)

Kudzu ist rein pflanzlich, weder ein Beruhigungs- noch ein Schlafmittel. Es gibt Kudzu als Tee oder in Tabletten- bzw. Kapselform. Es hellt nicht die Stimmung auf oder hat sonst irgendeine Wirkung auf die Psyche. Und doch ist es eine Wunderwaffe gegen die Sucht. Wärst du nicht nikotinabhängig, würdest du überhaupt keine Wirkung spüren.

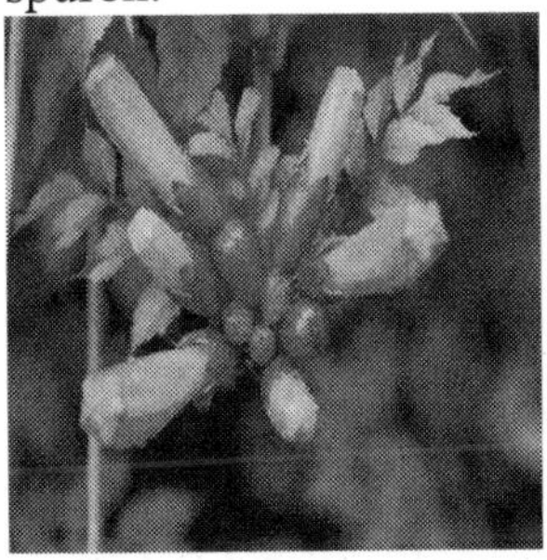

Kudzu gaukelt den Nerven vor, du hättest Nikotin zu dir genommen und sie sind beruhigt Es ist quasi ein Platzhalter. Das bedeutet, deine Nerven schreien nicht nach Nikotin.

Nehme die ersten drei Tage sechs Kudzu-Tabletten über den Tag verteilt. Die erste direkt nach dem Aufstehen, die letzte an Stelle deiner rituellen Abendzigarette. Wenn der kleine Hunger zwischendurch kommt, sprich irgendein „Schmacht", nehme eine Kudzu. Sie ist harmlos und verhindert das Rauchen. Du kannst Kudzu auch als Tee aufbrühen. Ich empfehle die Tablettenform, da sie einfacher zu handhaben ist.

Tag 1- 3	6 Stück plus bei Bedarf
Tag 4 - 6	4 Stück plus bei Bedarf
Tag 7 + 8	3 Stück plus bei Bedarf
Tag 9 +10	2 Stück plus bei Bedarf
Ab Tag 11	Nach Bedarf

Johanniskraut

Bereits in der Antike wurde Johanniskraut als Heilpflanze verwendet. Heute wird Hypericum perforatum als pflanzliches Arzneimittel zur Behandlung von leichten bis mittelstarken depressiven Verstimmungen oder bei nervöser Unruhe eingesetzt. Die Pflanze wurde im Herbst 2014 von Wissenschaftlern der Universität Würzburg mit Verweis auf das große medizinische Potenzial zur „Arzneipflanze des Jahres 2015" gewählt."
https://de.wikipedia.org/wiki/Echtes_Johanniskraut

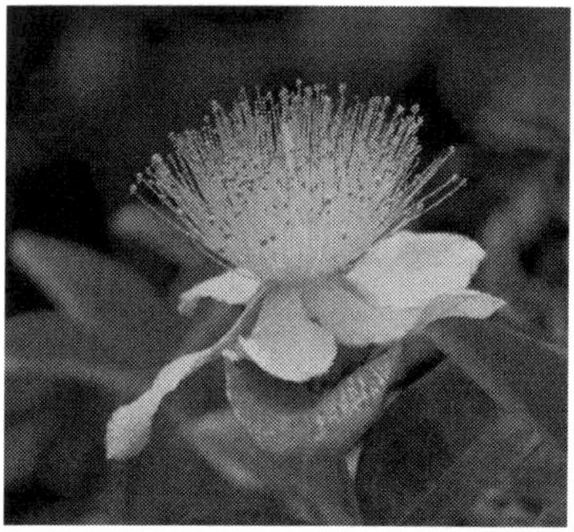

Johanniskraut ist der Gute-Laune-Macher oder wenigstens der Schlechte-Laune-Vertreiber. Du wirst immer wieder in Situationen kommen, in denen du dir früher einfach eine Zigarette angesteckt hast, um ein schlechtes Gefühl weg zu rauchen. Mit der Zeit wirst du lernen, dass negative Gefühle auch ohne Zigarettendunst zu beherrschen sind. Und interessanterweise sind die Launen auch gar nicht so schlimm, wie sie sich am Anfang gebärden. Die negativen Gefühle, die du in der Zeit hast, in der du mit dem Rauchen aufhörst, sind meistens lediglich sowieso nur Symptome des Nikotinentzugs. Also ist Johanniskraut, wie Kudzu auch, nur eine Krücke, die du für eine absehbare Zeit nutzt und dann nicht mehr benötigst. Folge den Anweisungen der Packungsbeilage.

Baldrian

„Baldrian wird allein oder in Kombination mit anderen pflanzlichen Extrakten wie Hopfen oder Melisse als mildes Beruhigungs- und Schlafmittel eingesetzt...
Einige Studien bescheinigen einer Baldrian-Johanniskraut-Kombination jedoch eine gute Wirksamkeit bei Depressionen und Angstzuständen. Bei nervösen Herzbeschwerden kann Baldrian die Tagesbefindlichkeit (Konzentration, Leistungsfähigkeit) bessern."
https://de.wikipedia.org/wiki/Echter_Baldrian

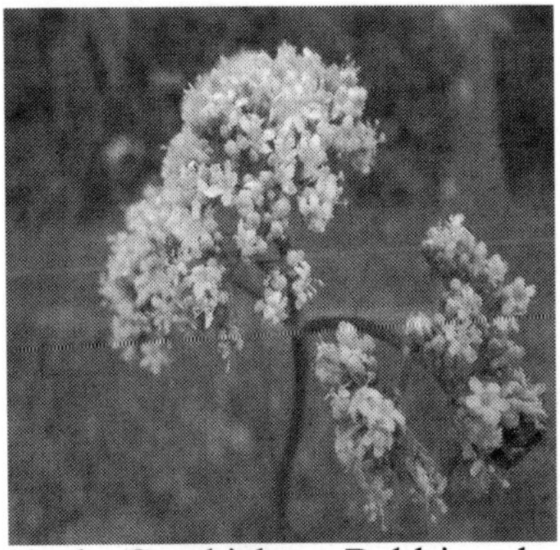

Für Baldrian gilt das Gleiche wie für Johanniskraut. Während Johanniskraut eine eher belebende Wirkung zeigt, ist die Wirkung von Baldrian besänftigend und beruhigend. Johanniskraut ist der Spaßmacher und Baldrian die Gute-Nacht-Geschichte. Baldrian beruhigt und macht etwas benommen und schläfrig. Also bitte vorsichtig verwenden, die Packungsbeilage beachten.
Wenn es doch so tolle pflanzliche Helfer gibt, warum sollte ich mir dann den Rest vom Buch antun? Ich muss doch nur die Pillen schlucken und alles ist gut, fragst du dich gerade? Leider falsch. Die Pflanzen sind nur ein Teil vom Ganzen. Du musst dennoch deinen inneren Raucher bezwingen und dich neu erfinden, um ihn für immer loszuwerden. Das kann dir keine Pflanze oder Tablette der Welt abnehmen.

All diese und weitere Helfer habe ich für dich hier zusammengestellt:

http://nichtraucher-survival-strategie.de/

Hilfe, ich werde fett

Angst davor dick zu werden ist ein häufig geäußerter Grund weiter zu rauchen. Lieber eine Krebserkrankung riskieren als ein paar Pfunde mehr auf den Hüften?

...nicht dein Ernst, oder?

So what. Wenn du dich nun ein wenig gesunder ernährst, wird es nicht zu deinem Schaden sein. Aber fangen wir mal von vorne an und räumen auch hier ein wenig auf.

Nikotin verursacht einen Mehrverbrauch an Energie.

Nikotinentwöhnung senkt dementsprechend den Energieumsatz. dieser nette Nebeneffekt des Rauchens verschwindet beim Rauchstopp.

1 Schachtel Zigaretten verbraucht ca. 200 kcal . Ein Ex-Raucher wird, wenn er seine Nahrungs- und Lebensgewohnheiten beibehält, wohl zwangsläufig zunehmen, da der ‚Energieverbraucher Zigarette‘ nicht mehr zugeführt wird.

Was sind 200 kcal?

1 Glas Milch

ca. 150 Gramm Nudeln oder 1,5 Eier

ca. 70 Gramm Pommes oder Brötchen

ca. 40 Gramm Schokolade, Zucker oder Chips

Alles in allem nicht viel. Und du wirst es auch nicht sofort merken. Aber mit der Zeit verbucht dein Körper schon irgendwo die nicht verbrannten Kalorien.

Nikotin dämpft den Appetit.

Auf gut Deutsch: du wirst öfter und mehr Hunger haben, wenn du mit dem Rauchen aufhörst. Die Vorliebe für Süßigkeiten kann ansteigen. Generell könnten suchtgefährdete Personen anfällig dafür sein, dieses durch ein anderes abweichendes Verhalten zu ersetzen. Sie könnten die Zigaretten mit Schokolade kompensieren wollen.

Rauchen ist ein toller Pausenfüller und Zeitvertreib, der jetzt aber nicht mehr da ist. Greifst du nun als Übersprunghandlung zu etwas essbarem statt zur Zigarette, ist das tausend Mal besser als der alten Sucht zu verfallen. Trotzdem hat das Konsequenzen. Wenn du dieser zusätzlichen Kalorienzufuhr nicht mit einem Mehr an Bewegung begegnest, werden es sich diese Kalorien auf deinen Hüften gemütlich machen. Zahlreiche Studien belegen jedoch, dass es langfristig keine so signifikante Gewichtszunahme gibt. Davon abgesehen kann man ja auch eine Menge gegen das drohende Unheil tun.

Das heißt im Klartext. Du kämpfst hart und erbarmungslos gegen das Rauchen. Wichtig ist, dass du dich wohlfühlst. Also verwende auch weiterhin alle Mittel und schöpfe deine Möglichkeiten aus..

> **Unvorhergesehene Gelegenheiten sind unverzüglich zu nutzen und auf unvorhergesehene Schwierigkeiten ist sofort zu reagieren.**
>
> Carl Philipp Gottfried von Clausewitz

Egal, was du tun musst, egal welche Mittel du einsetzen musst, egal was passiert. Es gibt erst einmal nur ein Ziel: dich von der todbringenden Zigarette zu befreien!

Alles andere ist Nebenschauplatz und kann auf später verschoben werden. Wenn du erst einmal mit dem Rauchen aufgehört hast, was glaubst du, kannst du dann nicht mit Leichtigkeit in deinem Leben noch erreichen?

Wer sich stolz Ex-Raucher nennen darf hat bewiesen, dass er kämpfen und siegen kann. Um vom Rauchen wegzukommen, ist es in den ersten zehn Tagen egal, wie viel und was du isst. Belohne dich mit Bergischen Waffeln mit extra Sahne, mit einem doppelten Eisbecher oder auch mit einer halben Sachertorte, wenn dir danach ist.

Alles ist erlaubt, was guttut!

Solange es wirklich guttut.

Nach zehn Tagen wirst du sowieso mehr Energie verspüren. Du wirst leichter und tiefer atmen. Im Idealfall wirst du von alleine schon einen Bewegungsdrang verspüren, dich natürlich auch gesunder fühlen, weil du deinen Körper entgiftet hast. Es kann aber passieren, dass du Erkältungs- oder gar Grippesymptome bekommst während du entziehst. Das sind dann die Giftstoffe, die sich jahrelang in deinem Körper eingelagert haben und nun ausgeschieden werden.

Es fühlt sich vielleicht nicht so schön an. Wenn du aber weißt, dass es ein Reinigungsprozess ist, lässt sich auch damit leichter umgehen.

Ganz wichtig!!! Fange jetzt keine Diät an. Oder meine du müsstest jetzt hungern, um dein Gewicht zu halten.

Das wäre ein Riesenfehler. Du bist mitten in einer harten und unbarmherzigen Schlacht mit einem noch unbarmherzigeren Gegner. Fokussiere deine ganze Energie auf diesen einen Gegner und vernichte ihn mit aller Kraft. Splitte deine Kräfte nicht, indem du dir noch eine zweite Bürde auferlegst. Zweifrontenkriege waren selten von

Erfolg gekrönt.

- **Esse nur zu den Hauptmahlzeiten. Dann aber gut und bewusst.**
- **(Gut! – Nicht viel!)**
- **Trinke vorher ein Glas Wasser. Trinken solltest du sowieso mindestens zwei Liter am Tag.**
- **Meide strikt alle Obstsäfte, gesüßte oder alkoholische Getränke. Denn erstens sind das reine Kalorienbomben und zweitens erhalten sie mit einer ständigen Zucker- und Kohlenhydratzufuhr deinen Blutzuckerspiegel auf einem hohen Niveau.**

Ein hoher Blutzuckerspiegel gibt dem Körper das Signal, es gibt Energie in Hülle und Fülle und er solle doch dringend jetzt für schlechte Zeiten Reserven in die Depots legen.

Und das macht er dann auch. Diese Depots sind dann übrigens für alle sehr gut sichtbar. Wenn du ständig zwischen den Mahlzeiten etwas zu dir nimmst, kann dein Blutzuckerspiegel nicht absinken.

Mit jedem Bonbon, Apfelschnitz oder Orangensaft schnellt der Zuckerspiegel wieder in die Höhe.

Weißmehl lässt den Blutzuckerspiegel durch die Decke schießen und Körperdepotfette werden angelegt. Der Zuckerspiegel sinkt dann aber wieder rapide und die nächste Hungerattacke lässt dich schneller wieder zum

Kühlschrank laufen, wie du Pflaumenkuchen sagen kannst. Ersetze deswegen Weißmehl durch Vollkorn-, Roggen- oder Dinkelmehlprodukte. Apropos... Zuckerwerk sollte durch Obst ersetzt werden, Chips durch Popcorn oder – wenn überhaupt – Salzstangen. Noch besser wäre es, du machst deine Naschereien selbst.

Betrachte das Wort Lebensmittel einmal genauer und dann lasse dir die Liste der Zusatzstoffe auf einer Packung Fertigpizza mal auf der Zunge zergehen…

Frage, ob sich die Zutaten nach „Leben“ anhören, oder eher nach Mittel zum Zweck? Es sind Füllmittel, Sattmacher und Magenfüller. Mit Leben haben die Produkte so viel gemeinsam wie eine Handvoll Holzkohle mit Essen. Wobei die wenigstens ein Naturprodukt wäre.

Wir leben im Schlaraffenland. Nur noch auf dem Rücken liegend, die Glotze auf 150 cm Durchmesser Bildschirmdiagonale aufgebläht, fliegen uns die gebratenen Fertigprodukttauben schon fast direkt von der Mikrowelle in den Mund. Während wir je nach Geschlecht des Fernsehkonsumenten „Sportschau“ oder „Let's dance“ anschauen.

Anderen beim Bewegen zuzugucken, ist Volkssport Nr. 1. Sich darüber beschweren, man wäre so fett geworden Nr.2.

Nun ja… Es sind nur ein paar kleine Drehungen, an deinen Essgewohnheitsschrauben, um einen gewaltigen Erfolg für deine Gesundheit zu haben. Tue es und du wirst sehr bald merken, wie gut es sich in deinem Körper zu leben anfühlen kann... Werde aktiv.

Anstatt vor dem Fernseher einander beim Dahinwelken zuzusehen, schlage ein Kochbuch auf und bereite ein leckeres und gesundes Mahl zu. Lasse nicht tanzen, tanze selbst. Alleine, besser aber zu zweit. Lasse nicht kicken, gehe in den Park oder Stadtgarten. Überall kicken die Jungs jeglichen Alters noch selber und freuen sich über

Mitstreiter. Wenn du dann auch noch ein wenig Lungenvolumen mitbringst, da du ja nicht mehr rauchst, umso besser.

Die goldene Regel für ein gesundes Leben und die einfachste Möglichkeit das Gewicht zu halten:

Koche selbst

Verbanne alle Fertigprodukte aus deinem Speiseplan. Keine Dosensuppen, Pizzen, Fertiggewürzmischungen. Auch o.g. Chips fallen dem zu Opfer. Alles, was die Lebensmittelindustrie dem Endverbraucher so schön mundgerecht vorbereitet bestehen Hauptsächlich aus Zucker, Fett, aufschwemmende Zusatzstoffe und Gift.

Es ist wichtig. Verzichte ab sofort auf Fertignahrung, denn sonst geht es dir wie den Menschen im Schlaraffenland. Lethargisch am Boden liegend, nur eines im Sinn: Essen, essen, essen.

Genieße alkoholische Getränke, aber in Maßen. Natürlich gehört für viele ein gemütliches Glas Wein zum Lebensgenuss oder ein leckeres Glas Bier zum Lebensglück. Bedenke aber: Alkohol hat nicht nur eine berauschende Wirkung, sondern auch eine bereichernde. Frage deine Hüften. Die können nicht nur ein Lied dazu singen, sondern auch schön dazu wippen.

Es ist erstaunlich, wie viel Kraft auch noch

der kleinste Erfolg haben kann

Carl Philipp Gottfried von Clausewitz (1780 - 1831), preußischer General, Militärtheoretiker und Schriftsteller

Sport hilft

Sport ist natürlich absolut richtig, wenn es darum geht, mit dem Rauchen aufzuhören. Zum einen wirst du darauf aufmerksam gemacht, wie schlecht es um deine Gesundheit steht - weil du rauchst. Zum anderen katapultierst du dich in Windeseile in einen Fitnesszustand der dich beflügeln wird, weiter für ein gesundes und selbstbestimmtes Leben zu arbeiten. Sport hilft beim Abnehmen bzw. Gewicht halten da du während des Sportreibens Energie verbrauchst und bei Ausdauersport auch noch Fett verbrennst. Muskeln sind übrigens der beste Fettverbrenner. Einmal aufgebaut, verbrennen sie von selbst Kalorien.

-24 Stunden am Tag!

Wer nicht jeden Tag etwas für seine Gesundheit aufbringt, muss eines Tages viel Zeit für die Krankheit opfern.

Sebastian Kneipp

Sport baut nicht nur Fett, sondern auch Stress ab. Wenn du Ärger oder Stress empfindest, so „lagert“ er sich in deinen Muskeln ab. Schaue dir die Menschen auf der Straße an.

Der eine geht gramgebeugt, der andere ängstlich. Die Dritte aber kommt schwungvoll und leicht um die Ecke geschwebt. Alle Emotionen finden sich in Körperhaltung und Bewegungsablauf wieder.

Wenn du Stress empfindest, unruhiger oder aggressiver durch den Nikotinentzug wirst, dann verspannen sich deine Muskeln. Sport lockert sie wieder und die negativen Emotionen können den Körper verlassen. Hört sich komisch an. Ist aber so.
Natürlich bekommst du durch sportliche Aktivitäten auch einen enormen Schub an Selbstvertrauen. Spätestens dann, wenn Kollegen oder Freunde bemerken, dass du viel fitter und vitaler wirkst als noch vor wenigen Wochen. Sport ist und bleibt ein Tausendsassa, den du unbedingt in dein Nichtraucherleben integrieren solltest. Welche Sportart du betreibst, bleibt dir überlassen. Wichtig ist nur, es soll dir Freude bereiten. Sport wird eine Unterstützung auf deinem Weg in eine bessere Zukunft sein.

Hier noch einmal eine Statistik der Bundeszentrale für gesundheitliche Aufklärung:

Von 10 an Lungenkrebs Erkrankten sind	*9 Raucher*
Von 10 an Kehlkopfkrebs Erkrankten sind	*9 Raucher.*
Von 10 an Mundhöhlenkrebs Erkrankten sind	*9 Raucher.*
Von 10 an Speiseröhrenkrebs Erkrankten sind	*8 Raucher*

.

Bei Harnblasen- und Nierenkrebs ist jeder zweite ein Raucher. Wenn du jetzt aufhörst hast du eine sehr gute Chance, dem Rauchertod zu entgehen. Dein Körper erholt sich jeden Tag. Nach 10 Jahren Nikotinfreiheit ist das Risiko, an Lungenkrebs zu erkranken, so hoch wie bei einem Nichtraucher.

Und du bist um mindestens um 20.000 Euro reicher. Vorausgesetzt, die Schachtel Zigaretten kostet in 10 Jahren immer noch „„nur" 6 Euro. Aber daran glaubt ja wohl niemand.

Nimm dein Leben wieder in die Hand und lege dafür die Kippe aus derselben!
Es ist einfacher als du denkst.

Epilog

Wir verabschieden uns nun hier und ich hoffe, ich konnte dich begeistern und dir Mut machen für einen sehr großen Schritt in deinem Leben. Jetzt liegt es an dir etwas aus dem zu machen, was du gelesen und hoffentlich auch schon mitgemacht und erarbeitet hast. Legst du dieses Buch zur Seite oder ins Regal und sagst: „Ja, ja sehr schön, eines Tages werde ich wirklich aufhören. Nur jetzt passt es gerade nicht, weil…?" Oder hast du den Mut, noch heute ein neues Leben zu beginnen? Ein Leben, welches das Wort Leben auch verdient. Höre auf zu rauchen, aber bereite dich gut vor. Springe nicht Hals über Kopf in die Schlacht. Verschiebe sie nicht auf irgendwann.
Glaube „deinen" Ausreden nicht.
Dieses Buch ist ein Befreiungsschlag aus der Sucht. Den größten Erfolg erzielst du, um dauerhaft Nichtraucher zu bleiben, wenn du deine Gedanken ab jetzt und für immer unter Kontrolle zu hältst. Vermeide jeden Gedanken ans Rauchen. Denn nur wer wie ein Nichtraucher denkt, ist Nichtraucher. Und Nichtraucher denken nun mal nicht ans Rauchen. Auf dieses Thema gehe ich in meinem zweiten Buch noch einmal viel genauer ein.
Ich würde mich riesig freuen, wenn dir das Buch Spaß gemacht und dich sogar von deiner Sucht befreit hat.

Wie schnell sich ein nicht jetzt in ein niemals verwandelt.
Martin Luther

Gedankenspiel 3:

Was möchtest du auf deinem Sterbebett einmal sagen?
Bist du bereit, etwas dafür zu tun?

Wenn ja, was?

Wann fängst du an dein Leben selbst zu bestimmen?

Free yourself

Wann ist der erste Tag deines neuen Lebens?

Alles vorbereitet.
(Mindestens vier Tage Zeitpuffer) ______________

Briefumschlag?

Rauchutensilien weggeschafft?

Beginn des neuen Lebens am ______________

Und 10 Tage später nikotinfrei am ______________

Du kannst helfen!
Ich unterstütze Plant for the Planet, da ich es für ein sehr gutes und nachhaltiges Projekt halte. Du kannst helfen die Welt um einen Baum reicher zu machen. Du musst nichts weiter tun als deinen Erfolg mit dieser Strategie auf FB, Instagram mit einem Foto des Buches zu teilen. Oder schreibe eine Rezension bei Amazon. Für jeden Post spende ich Plant for Planet einen Baum- deinen Baum für eine bessere Welt.
Natürlich freut plant for the planet auch über deine direkte Spende.
www.plant-for-the-planet.org/de/startseiteich

Viele kleine Menschen, können durch viele kleine gute Taten großes Bewegen.
Danke auch im Namen von Plant for he Planet

Der Nichtraucher Survival Kalender

Wir verabschieden uns nun hier. Es ist in schwierigen Phasen einfacher, wenn man einen Begleiter hat, der einen jeden Tag aufs Neue unterstützt und motiviert, Deswegen habe ich diesen Kalender erstellt. Er begleitet dich 80 Tage lang nicht nur durch eine sehr gefährliche Phase, sondern wird dir ganz nebenbei helfen deine wahren Ziele im Leben zu entdecken und erreichen. Du wirst in diesem Kalender viele Aha-Erlebnisse haben und spielerisch über dich hinauswachsen. Natürlich reicht die *Nichtraucher Survival Strategie* völlig aus, um Nichtraucher zu werden.

Dein Weg in die Freiheit wird dir mit diesem Freund an der Seite aber um einiges leichter fallen.

http://amzn.to/2Ggd2TI

Nichtraucher Gedanken Strategie –

Mit der Nichtraucher Survival Strategie wirst du, wenn du sie befolgst in 10 Tagen Nikotinfrei sein und deinen Körper von dem Gift befreit haben. Jedoch besteht auch noch nach Monaten, sogar Jahren, die Gefahr eines Rückfalles, solange deine Gedanken noch ‚vergiftet ' sind.
Die Nichtraucher Gedanken Strategie befasst sich tiefer mit der Funktion der Gedanken und des Bewusstseins. Sie ist die Fortsetzung nach deinem Befreiungsschlag mit der Survival Strategie. Mit der Gedanken Strategie entgiftest du dich von schädlichen Gedanken und verankerst deinen Rauchstopp noch einmal richtig tief, sodass du nie wieder eine Zigarette anfassen wirst

https://amzn.to/2JHotoV

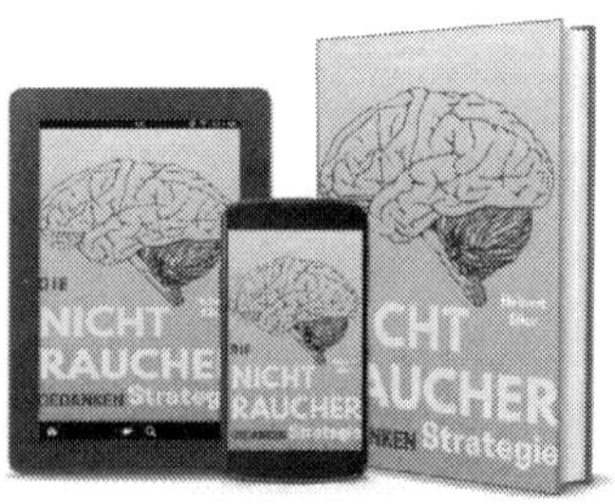

Die Nichtraucher Survival Meditation

Ich bin sehr glücklich über die Zusammenarbeit mit Karl Heinz Pütz. Seine beruhigende Stimme dringt tief in das Unterbewusstsein ein, so dass dich über 40 Affirmationen gezielt unterstützen, vom Nikotin loszukommen. Die Affirmationen wurden so aufgenommen, dass sie mal die rechte, mal die linke und mal beide Gehirnhälften aktivieren. Höre sie so oft es geht. Gerne im Hintergrund, ohne bewusst zuzuhören. Dein Unterbewusstsein nimmt sie genauso wahr.

Die Transformation deiner Gedanken wird durch eine Hypnose, sowie einer Meditation unterstützt, welche du zumindest die ersten drei Wochen regelmäßig durchführen solltest. Ich habe auf lange Einleitungen verzichtet, weil ich diese selbst eher als störend empfinde. Entspanne dich nach deiner eigenen Methode und gehe auf die Reise in deine neue Nichtraucherwelt.

Du findest einzelne Affirmationseinheiten auf vielen Musikdownloadplattformen unter Nichtraucher Survival Meditation. Hier findest du eine Hörprobe https://amzn.to/2NgIaKj

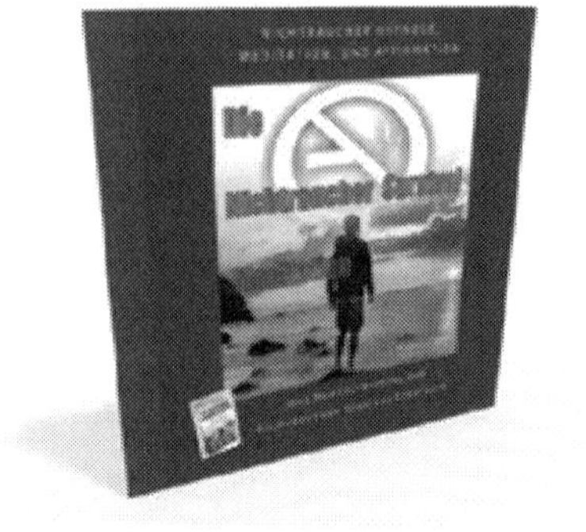

Impressum

Helmut Eßer Am Henschelberg 21, 74821 Mosbach

https://www.facebook.com/NichtraucherSurvivalStrategie

http://www.nichtraucher-survival-strategie.de/

Bilder:
Einen herzlichen Dank an alle Fotografen, die Pixabay.de mit ihren tollen Aufnahmen unterstützen und so, viele Projekte erst ermöglichen. So auch dieses. Alle Bilder sind von Pixabay.de

Schreibfehler. Es kann keine juristische Verantwortung sowie Haftung in irgendeiner Form für fehlerhafte Angaben und daraus entstandenen Folgen vom Autor übernommen werden.

Wer mich inspiriert

Natürlich hat mir nicht der liebe Gott meine Einstellung und meine Sichtweise aus heiterem Himmel in mein Bewusstsein gesandt und fügte noch hinzu „Geh hin und erleuchte alle mit diesem Wissen". Hätte er es getan, dann sollte schon etwas mehr rausspringen wie ein Nichtraucherbuch. Das Buch sollte dann eher heißen: „Die Weltrettungs-Survival-Strategie".
Naja...vielleicht kommt es ja noch. Ich lasse es dich dann wissen. Nun gut. Ich möchte dir dennoch ein paar Menschen wärmstens ans Herz legen. Diese Menschen haben mir in einer oder anderen Weise sehr geholfen.

Allen voran ist es **Eckhart Tolle**, der mir eine so unglaubliche Sichtweise auf das Denken und Leben gegeben hat wie kein anderer. Zugegeben, der Mann ist alles andere als leichte Kost. Aber für mich die Quintessenz aus allen Lehren.
Er hat einige Bücher veröffentlicht. Sein Bestseller und mein Favorit heißt „Jetzt! die Kraft der Gegenwart". Dieses Buch sollte, wie ich finde, jeder zumindest mal in der Hand gehabt und versucht haben, Zugang zu ihm zu finden.
http://amzn.to/2yukOVu

Wem Tolle nicht zusagt, dem empfehle ich als Einstieg **Robert Betz**. Der Mann ist einfach ein Tausendsassa. Ich kann da kein „bestes" Buch empfehlen. Einfach mal reinschauen und gucken, welcher Titel dir zusagt. Da Robert Betz sich anscheinend selbst gerne reden hört, kann man sich gut seine CDs zu Gemüte führen.
http://amzn.to/2o87OVS

Vera F. Birkenbihl. Ich glaube ich muss Anfang zwanzig gewesen sein, als ich diese Frau zum ersten Mal im Radio hörte. Seitdem verehrte ich sie schon fast, bis zu ihrem Tod. Diese Frau ließ wohl kein Thema aus, welches interessant ist und einen in seinem Leben weiterbringt. Dabei legt sie eine unglaubliche Energie, Verve und Fachwissen an den Tag, wie ich es nie wieder irgendwo erleben durfte. Auch hier kann ich nur sagen, suche dir einen Titel, der dir zusagt.http://amzn.to/2o6pscj

Eine im Vergleich sehr junge Entdeckung, aber schon ein sehr alter Hase für sich ist **Thorsten Havener**.
Wer diesen Mann noch nicht kennengelernt hat, der sollte sich dringend sputen. Ich kenne niemanden, der so tief in die praktische Gedankenwelt (seiner eigenen, aber im besonderem der der anderen) vordringen kann, wie dieser Mann. Er sagte mal in einem Interview, es wäre sehr viel Training und Wissen, welches er sich im Laufe der Jahre aneignete. Aber er wäre auch in Tiefen seiner selbst vorgedrungen, die hart an der Grenze zum Wahnsinn waren, um diese Fähigkeiten zu bekommen, die er heute hat. (Nicht O-Ton, sondern aus meinem Gedächtnis wiedergegeben.)
Allen voran ist für mich „Denken Sie nicht an einen blauen Elefanten!“ das Must-Read-Buch für jeden, der sich Gedanken über Gedanken macht. Dabei schreibt Thorsten Havener so wie er spricht und ist – locker und fröhlich. Es macht einfach Spaß, ihm über die Schulter zu schauen.http://amzn.to/2yuneDD

Meine ersten Schritte in die buddhistische Denk- und Lebensweise und Meditation verdanke ich **Ayya Khema**. Wer einen unbeschwerten, aber einen aus eigener Erfahrung und Lebensweise gespeistem Zugang zum Buddhismus und der Meditation sucht, findet mit ihr, denke ich, einen schönen Einstieg. http://amzn.to/2AritfZ

Printed in Poland
by Amazon Fulfillment
Poland Sp. z o.o., Wrocław

92592125R00070